AF859255

# Où va le système de santé français ?

Des mêmes auteurs :

ANDRÉ GRIMALDI

*L'Hôpital malade de la rentabilité*, Fayard, 2009

*Traité de diabétologie*, Flammarion, 2009

*Guide pratique du diabète* (avec A. Hartemann-Heurtier), Masson, 2009

*Éducation thérapeutique* (avec F. Bourdillon, R. Gagnayre, D. Simon, P.-Y. Traynard), Masson, 2006

*Le Guide gourmand du diabétique de type 2* (dir.), Elsevier, 2005

*Le Diabète de type 2 : guide à l'usage des patients et de leur entourage* (avec N. Masseboeuf, M. Rolland, C. Sachon), Bash, 2005

*Les Pathologies dites fonctionnelles* (dir., avec J. Cosserat), Elsevier, 2004

*Réinventer l'hôpital public*, Textuel, 2004

*Le Diabète de type 2* (dir.), Elsevier, 2004

*La Relation médecin-malade* (dir., avec J. Cosserat), Elsevier, 2004

*Dyslipidémie et athérogénèse* (dir.), Elsevier, 2004

*L'Éducation des diabétiques*, Le Concours médical, 1995

*Les Diabètes, comprendre pour traiter* (avec F. Bosquet & C. Sachon), Éditions médicales internationales, 1993

CLAUDE LE PEN

*Santé : l'heure des choix* (avec D. Sicard), Desclée de Brouwer, 2004

*Les Habits neufs d'Hippocrate,* Calmann-Lévy, 1999

*Économie du médicament*, Flammarion, 1998

*Économie des pathologies*, Flammarion, 1998

*Collection « Pour ou contre ? »*

André Grimaldi

Claude Le Pen

# Où va le système de santé français ?

C.D.A.
Médiathèque
Michel Crépeau
LA ROCHELLE

Éditions Prométhée

BP 60010 33035 Bordeaux Cedex

editions.promethee@free.fr

Médiathèque Michel-Crépeau - C.D.A. La Rochelle -
Sorti des Collections
DON

© 2010 Éditions Prométhée
ISBN 978-2-916623-07-8

# Grand corps malade

Si le terme n'avait été autant galvaudé, on pourrait parler de révolution silencieuse à propos de notre système de santé. Le régime de protection sociale élaboré au lendemain de la Seconde Guerre mondiale n'est plus. De réforme en réforme, il a été vidé de sa substance. Pour aller vers quoi ? C'est là que les avis divergent. Un système universel, sous forte supervision étatique, ou un dispositif à deux vitesses, faisant la part belle au marché ? On le devine, cette variation du diagnostic reflète des options idéologiques différentes : s'agit-il d'introduire un peu de bon sens gestionnaire ou bien de faire de la santé une marchandise ?

Ce fameux trou de la Sécu dont on nous rebat les oreilles depuis des lustres semble appelé à se creuser toujours plus. Parallèlement, les plans d'économie se multiplient, qui font des sommes remboursées aux patients une de leurs principales variables d'ajustement. Dans un contexte de vieillissement généralisé de la population, les dépenses de santé augmentent inexorablement. Sans pour autant conduire à une hausse des recettes, c'est-à-dire des prélèvements : c'est là, sinon l'impensé du débat, du moins une question taboue.

Mais les maladies dont notre grand corps de santé publique est affligé ne se ramènent pas toutes à ces questions d'équilibre des finances publiques; les deux spécialistes réunis ici s'emploient à confronter leurs points de vue pour un état des lieux le plus exhaustif possible. Il ne s'agit pas de promouvoir cette forme ritualisée d'affrontement aussi creux que factice qu'affectionnent d'ordinaire les médias télévisés : les effets de manche s'y multiplient, la nécessité de répondre dans l'urgence à des questions mal posées handicape la réflexion, quand des désaccords spectaculaires ne viennent tout simplement pas masquer de véritables accords de fond. Dans ces débats, le seul véritable perdant est le spectateur.

Rien de tel ici, puisque chaque auteur réfute point par point tous les arguments de son contradicteur. Non pas sous l'emprise de l'émotion, mais après mûre réflexion, celle qu'autorise l'écrit.

Tous les ouvrages de la collection sont organisés selon le même rythme ternaire. Dans un premier temps, chaque auteur livre ses raisonnements sur la question. Puis, il démonte ceux de son contradicteur. Dans un troisième et dernier temps, il réfute la réfutation (le second texte de son vis-à-vis) et opère sa propre synthèse du débat. Quand un consensus voit le jour sur tel ou tel point, les auteurs ne font pas mystère de leurs accords.

Ainsi armé, le lecteur sera en mesure, nous l'espérons, de se forger sa propre opinion.

Précisons encore que, dans le but de faciliter la lecture, le découpage des chapitres de la deuxième partie de chaque auteur respecte, autant que faire se peut, celui du texte de première partie de l'auteur qu'il réfute. Signalons enfin que les curieux trouveront matière à prolonger leurs réflexions sur notre forum dédié, accessible depuis notre site internet http://www.editions-promethee.fr (le « .com » fonctionnant également).

# Le Syndrome du déclin

## Claude Le Pen

L'assuré social français n'a pas le moral. Les études d'opinion le montrent déprimé, résigné, désabusé, persuadé que le système de santé se dégrade inéluctablement et que les pouvoirs publics sont impuissants à enrayer un déclin qu'ils peuvent même parfois encourager par incompétence, maladresse ou idéologie.

Il perçoit un système rongé par le cancer du déficit chronique et qui ne survit depuis des années qu'au rythme de plans de «maîtrise des dépenses» aussi répétés qu'inefficaces; un système menacé de pénurie financière, de pénurie de médecins, d'infirmières, d'hôpitaux. Il s'inquiète d'une qualité des soins qui n'est «plus ce qu'elle était», d'un coût qui s'alourdit, d'inégalités sociales qui s'accroissent, d'un accès aux soins qui se complexifie et d'une Sécurité sociale qui s'enlise dans la dette.

Il est pessimiste et pense que le pire est à venir. Le pire, c'est le syndrome de la «privatisation» – le système de santé qui perd des milliards d'euros par an étant paradoxalement vu comme un système «rentable» voué à l'appétit des investisseurs privés – et au creusement des inégalités de santé. La médecine «à deux vitesses» tant redoutée est, pour les uns, déjà là, pour les autres, pour bientôt.

Dans une situation devenue anxiogène, chacun y va de son explication, le plus souvent «loco-régionale». On dénonce les gaspillages, la gabegie d'un système qui est l'un des plus coûteux au monde et qui n'en donne pas pour son argent; on pointe du doigt une médecine libérale inflationniste et difficile d'accès et une médecine hospitalière bureaucratique peu soucieuse de la détresse des patients. On s'inquiète du poids des lobbys et, bien sur, de celui de l'industrie pharmaceutique, «deus-in-machina» qui irait jusqu'à inventer des maladies – par exemple la grippe A(H1N1) – pour vendre médicaments et vaccins. On invoque l'irresponsabilité des patients (à condition que ce soient les autres) qui profiteraient d'un système généreux et laxiste; beaucoup – peut-être les plus nombreux – incriminent «les politiques», dans un exercice national devenu commun et dangereux, qui mêle indistinctement les uns et les autres, et qui s'alimente aux échecs des plans de maîtrise ou aux ratés de certaines politiques de santé publique pour dévaloriser la fonction politique dans son ensemble.

Les médecins français n'ont pas le moral non plus. Depuis quelques années, les experts ont diagnostiqué chez eux une mystérieuse épidémie, le «burn-out», syndrome d'épuisement professionnel, dont certains disent qu'il frapperait désormais un médecin généraliste sur deux. De fait, les médecins libéraux vivent sur la défensive, repliés sur les valeurs d'indépendance et d'autonomie de la «médecine libérale», qu'ils voient vampirisées par les charges administratives et menacées par les assauts répétés de la «maîtrise comptable».

De son côté, l'hôpital est en révolte quasi-permanente, le dernier abcès de fixation tournant autour des effets pervers de la tarification à l'activité. Une «T2A» qui fonde le financement des établissements sur leur activité et qui se voit accusée de faire peu de cas de la spécificité du service public et d'accroître la contrainte financière sur le secteur. On ne compte plus les mouvements sociaux qui affectent les établissements, par exemple les «grèves du codage des actes», qui médiatisent le mécontentement et bloquent le fonctionnement de la T2A…

Partout, en ville comme à l'hôpital, prévaut la croyance qu'au royaume d'Hippocrate, l'argent est devenu roi et que le système de santé est livré à la loi du profit : dictature des normes de productivité, surveillance croissante des financeurs, prédation annoncée des investisseurs. Ces procès, souvent initiés par les professionnels de santé, déteignent inévitablement sur un grand public troublé. La crise d'identité des professionnels de santé et la crise de confiance de l'opinion publique s'alimentent réciproquement tout en jouant sur des ressorts différents voire contradictoires : système trop coûteux pour les uns, pas assez rémunérateur pour les autres !

## Fantasme ou réalité ?

Le paradoxe, c'est que la réalité est loin d'être aussi noire que sa perception.

On s'en souvient, il y a dix ans à peine, en 2000, l'OMS, dans le premier rapport qu'elle consacrait à la «performance des systèmes de santé», classait la France en tête de tous les pays dans le monde. Un peu à la surprise générale, il faut bien le dire. On attendait à cette place plutôt les pays nordiques, ou les Pays-Bas ou le Canada, bref des pays qui avaient – et ont toujours – la réputation d'avoir une médecine de qualité, des coûts maîtrisés et un accès aux soins équitable.

La France, au terme de ce travail sérieux et documenté, avait néanmoins mérité son rang en alignant sur chacun des critères considérés (performance sanitaire, équité, respect de l'individu et du «client», coût), une performance qui était bonne sans être la meilleure. Sur chacun d'entre eux, la France était dépassée par un pays, mais jamais de beaucoup et jamais par le même. Il y avait des pays avec un meilleur niveau sanitaire, il y en avait des plus équitables, des moins «chers», mais il n'y en avait pas où la synthèse de ces dimensions était meilleure!

C'était le cas il y a dix ans et ça l'est encore aujourd'hui, le classement de l'OMS ayant été confirmé par des publications ultérieures où la France se retrouve toujours bien placée, même si ce n'est pas nécessairement à la première place.

Finalement, à part quelques voix satisfaites, ce rapport OMS, qui aurait fait la fierté de tout autre pays, n'a pas été très bien reçu en France. L'incrédulité a dominé. Globalement, il a plutôt été critiqué à la fois par les milieux sociaux, les milieux médicaux et même les milieux administratifs qui ont craint qu'il ne serve de prétexte à un satisfecit officiel conservateur. «Quand je me considère je me désole mais quand je me compare je me console», dit l'adage. Certes, a-t-on fait remarquer, mais ne nous satisfaisons pas de savoir qu'il y a pire que nous et ne nous laissons pas divertir de la tâche d'améliorer un système largement perfectible.

Et pourtant s'est-on demandé lequel de nos services publics pourrait prétendre à une telle distinction? Imagine-t-on un instant notre justice ou notre système éducatif décrocher un tel titre? Et on a davantage critiqué le classement flatteur de l'OMS qu'on a réagi aux médiocres évaluations de notre système éducatif par l'OCDE?

Il faut l'admettre : notre système de santé est meilleur que l'image que les Français – et les médecins – s'en font.

## Un système meilleur que son image?

D'abord, les Français ne s'en rendent pas compte mais ils n'ont jamais été collectivement en aussi bonne santé. Le niveau sanitaire en France est l'un des tous meilleurs au monde comme le reflètent les indicateurs traditionnels de la santé publique : l'espérance de vie à la naissance ou à 60 ans, la mortalité infantile, les années potentielles de vie perdues, etc. Mieux, il s'améliore ! L'espérance de vie ne cesse de s'allonger et, ce qui est encore plus significatif, « l'espérance de vie en bonne santé » progresse plus vite encore. On vit en France plus longtemps et en meilleure santé que dans bien des pays comparables ! Quand on compare nos statistiques de mortalité à celle de ces autres pays, on trouve ce trait caractéristique et méconnu que les indicateurs qui relèvent du système de santé sont plutôt bons ou très bons en France (par exemple les taux de survie à 5 ans des patients avec un cancer, la mortalité cardio-vasculaire, etc.) alors que ceux qui sont imputables aux comportements sociaux sont plutôt mauvais : des taux élevés de suicides ou d'accidents de la route par exemple. La société française soigne mieux ses malades que ses citoyens.

Deuxième point, l'accès aux soins. Mesuré par le taux de socialisation des dépenses, il reste en France très honorable, sans être comparativement aussi flatteur que le niveau de santé. La couverture universelle est réalisée depuis les années 1980, un peu plus tard certes que dans les pays nordiques, mais la France peut s'enorgueillir d'un système public qui couvre jusqu'aux travailleurs migrants illégaux, ce qui est loin de constituer une norme dans le monde. Quant à la couverture maladie complémentaire – une spécificité française – elle a bénéficié des dispositions de la loi CMU de 1999, qui a permis à plus de 4 millions de bénéficiaires de disposer d'une assurance-maladie complémentaire gratuite. Pour gommer les « effets de seuil » de la CMU, on lui a adjoint un dispositif complémentaire dit « accès à la complémentaire santé » (ACS) qui procure une aide financière à quelque 500 000 personnes dont le revenu excède légèrement le plafond de ressources de la

CMU. Il reste 7 à 8 % de Français sans couverture complémentaire, sans qu'on en sache très bien les raisons.

Grâce à cette couverture complémentaire, le « reste à charge » des ménages, c'est-à-dire les sommes payées directement par les patients et qui ne sont remboursées ni par la Sécurité sociale ni par une assurance complémentaire santé, représente 9 % de la dépense totale de santé en France, ce qui est parmi les taux les plus bas en Europe, au même niveau que la Suède ou la Norvège. Il est vrai que ce taux recouvre d'importantes disparités. Il peut être plus élevé pour certains soins, par exemple les prothèses dentaires. Des « médicaments de confort » ne sont remboursés qu'à 15 % et les complémentaires ne couvrent pas toujours la différence. Mais, *a contrario*, il est plus bas pour les soins les plus lourds (notamment à l'hôpital) et les patients les plus graves (qui bénéficient du « 100 % »).

Troisième point, dont je mesure le côté provoquant, on ne rationne pas les soins en France ! À force d'entendre parler de plans d'économies, de déremboursement de médicaments, de fermeture ou de restructuration d'hôpitaux, de désertification médicale, l'opinion publique est en droit de penser que le gouvernement s'efforce par tous les moyens de dépenser moins pour la santé, de faire baisser les dépenses de santé, de faire des « économies de santé » comme on dit parfois.

Si c'était le cas, ses efforts seraient vains car, il faut le rappeler, la France reste le pays qui dépense le plus pour la santé dans le monde. À la seule exception des États-Unis, dont on conviendra que ce n'est pas un modèle. Selon l'OCDE, la santé absorbe 11 % du PIB en France, soit 1 point de plus environ que ses suivants immédiats : l'Allemagne, l'Autriche, la Belgique, la Canada, le Danemark, les Pays-Bas, la Suisse, la Suède, etc. Un point de PIB c'est beaucoup d'argent : 20 milliards d'euros environ ! Ramené aux dépenses de santé, cela signifie que la France dépense environ 10 % de plus que ses voisins. Il faut noter à ce propos que le Royaume-Uni, longtemps présenté comme un modèle d'économie (et qui ne dépense en effet « que » 8,5 % de son PIB), nous rattrape à marche forcée : les gouvernements britanniques successifs n'ont trouvé aucun argument pour ne pas aligner leurs dépenses sur celles de leurs voisins !

On dépense beaucoup et il n'y aucune inversion de tendance : les dépenses de santé continuent de croître en France à un rythme de 3 à 4 % par an, ce qui est certes très modéré au regard du passé (plus de 10 % dans les années 1970 et 1980), mais qui se situe dans la moyenne européenne. En 2009 encore, quand l'économie française tout entière connaissait sa plus sévère dépression depuis la crise de 1929 avec un PIB qui a baissé de 2 %, la dépense de santé a continué d'augmenter de 4 % environ. Aucun autre secteur significatif n'a connu une telle croissance ! C'est heureux et cela a contribué à amortir les effets de la crise, mais il est difficile de parler de rationnement, de pénurie, d'appauvrissement, etc.

En réalité, les « plans d'économies » qu'élaborent à grand peine les gouvernements ont comme objectif de transformer une croissance spontanée des coûts de 4,5 % en croissance effective de 3 % ! Il n'y a d'« économies » que par rapport à une tendance théorique. Le raisonnement est le suivant : « En 2009, les dépenses de l'assurance-maladie ont été de 157 milliards d'euros. Si on ne fait rien, elles seront de 164 milliards en 2010. C'est "trop" car les recettes ne suivront pas. Donc ramenons-les à 162 milliards en "économisant" 2 milliards sur les 7 de l'augmentation tendancielle. » Alertés par la presse, l'opinion publique et les professionnels de santé entendent : « le gouvernement prépare un plan de 2 milliards d'économie pour X+1 ». Et ils protestent vigoureusement contre la « maîtrise comptable ». Ils n'entendent pas : « En 2010, le gouvernement va injecter 5 milliards d'euros frais dans le système de santé »… l'envers occulté de la médaille !

## De 1945 à nos jours : entre besoins et moyens

Le raisonnement précédent illustre parfaitement le grand malentendu qui oppose les professionnels de santé et les pouvoirs publics : ces derniers consentent un accroissement des dépenses de santé, mais inférieur à ce qu'attendent les premiers. Les uns expriment des «besoins» et les seconds gèrent des «moyens». Faute de ressources illimitées, la logique des moyens finit nécessairement par l'emporter.

Schématiquement, on peut diviser l'histoire du système de santé depuis l'instauration de la Sécurité sociale en 1945 en trois périodes distinctes.

La première, qui va de 1945 à 1974, est celle de l'abondance. Elle se caractérise par l'universalisation de la Sécurité sociale à l'ensemble de la population et par une explosion de l'offre de soins : le nombre de médecins libéraux passe de 25 000 à plus de 60 000, occasionnant le syndrome de la pléthore qui conduira au funeste «numerus clausus»; le secteur hospitalier est remodelé par la politique d'«humanisation» des hôpitaux, comme on disait à l'époque, avec un grand programme de construction d'établissements, la disparition des salles communes, la création d'un métier de médecin hospitalier à temps complet, la création des CHR/CHU, etc. Le nom de Robert Debré reste attaché à cette révolution qui fait entrer l'hôpital public français dans l'ère moderne. Entre 1950 et 1975, la consommation médicale a doublé en termes relatifs, passant de 3 % à 5,6 % d'un PIB qui a lui-même triplé en termes réels (hors inflation).

Les résultats sanitaires suivent. L'espérance de vie des hommes, à peine plus de 60 ans au sortir de la guerre, passe à près de 69 ans en 1974 (78 aujourd'hui) et celle des femmes de 69 à 77 ans (84 aujourd'hui). Très spectaculaire est l'évolution du taux de mortalité infantile, de 52‰ en 1950 – un taux de pays en développement – à 15‰ en 1974. Il est aujourd'hui de moins de 4‰, le meilleur au monde après le Japon (3‰) !

La période de l'abondance se termine en 1974, avec la fin des Trente Glorieuses et la division par deux de la croissance économique. Les dépenses de santé devront être « maitrisées », comme les autres dépenses publiques.

Les pouvoirs publics, déjà dotés d'outils quantitatifs comme la carte sanitaire (pour les équipements hospitaliers lourds) et le « numerus clausus », ajoutent à leur panoplie de la maîtrise un contrôle plus étroit des prix et des tarifs, des baisses de remboursement (les médicaments dits « de confort » ne sont plus remboursés qu'à 40 % en 1976 et les vitamines sont déremboursées en 1986). On déconnecte le prix payé et la base de remboursement pour les médecins libéraux qui adhèrent au fameux « secteur II » à honoraires libres, créé en 1980.

Mais la mesure-phare de l'époque, c'est l'instauration progressive à partir du début des années 1980, du « budget global » qui conduit à l'encadrement budgétaire des hôpitaux publics. Le but est de forcer les établissements à « rationaliser » leur gestion en les soumettant à une contrainte économique qu'ils ne connaissaient pas quand ils se contentaient de facturer des journées d'hospitalisation à l'assurance-maladie ! D'abord assez lâche, le taux directeur sera progressivement resserré jusqu'à devenir très contraignant à la fin des années 1990. D'abord national, il se décentralisera dans les années 1990 pour être fixé hôpital par hôpital en fonction de la productivité des établissements.

L'effet est réel. Les établissements se délaissent de leurs fonctions logistiques (restauration, blanchisserie) au profit de sous-traitants. La durée d'hospitalisation en court séjour est divisée par deux entre 1974 et 1990 (de 14 à 7 jours) et le nombre de lits en hospitalisation complète passe par un maximum historique en 1981 avec près de 400 000 lits (280 000 environ aujourd'hui). Et bien que se situant constamment au-dessus du taux directeur, le taux de croissance des dépenses hospitalières connaît un spectaculaire ralentissement. C'est la fin de l'hospitalocentrisme des années 1970-1980.

Cette seconde époque – l'ère de la maîtrise budgétaire – se termine au début des années 1990, quand s'amorce un nouveau cours des choses qui se prolonge de nos jours.

La politique de maîtrise antérieure, fondée sur les prix, les budgets et les taux de remboursement s'étant avérée finalement assez inefficace, émerge l'idée qu'une maîtrise durable passe par un changement des comportements. Et à l'époque, c'est surtout des comportements des médecins qu'il s'agit. Ce n'est que plus tard, à partir de 2004, qu'on appellera les patients à plus de « responsabilité ».

Petit à petit on commence en effet à instruire le procès des pratiques médicales : les médecins français prescrivent trop ; ils multiplient les actes ; ils négligent leurs devoir de formation continue ; la qualité des soins est douteuse faute d'être évaluée ; le nombre élevé de spécialistes encourage le nomadisme médical ; les pratiques sont hétérogènes d'une zone géographique à l'autre, d'un médecin à l'autre ; les médecins français n'ont pas le sens de la santé publique (voir le sang contaminé), etc.

Et finalement, on s'interroge : si les indicateurs de santé s'améliorent, est-ce vraiment grâce aux soins médicaux ? N'est ce pas plutôt l'effet des conditions de vie et de travail comme le montrent certains sociologues et épidémiologistes. Le corps médical, qui avait triomphé dans les années 45-74, et fait le dos rond dans les années 75-90, prend de front cette mise en examen. Et il le vit très mal !

Les textes qui matérialisent ce nouveau cours des choses sont essentiellement la loi Teulade de 1993 et le plan Juppé de 1996.

La première ne fait pas mystère de son objet : elle s'intitule en effet officiellement : « Loi relative aux relations entre les professions de santé et l'assurance maladie ». Il y est question d'organisation des soins, de formation médicale continue, de programmes d'évaluation des stratégies diagnostiques et thérapeutiques, de «contrats locaux de maîtrise» (qui deviendront les contrats de médecins-référents puis de médecins-traitants), «d'objectifs prévisionnels d'évolution des dépenses médicales», etc. Tout y est, et les réformes successives déclineront ces thèmes sous différentes formes, avec plus ou moins de bonheur.

Les trois «ordonnances Juppé» d'avril 1996 consolident le tournant et engagent le processus d'étatisation de l'assurance-maladie. C'est leur caractéristique principale. Un contrôle parlementaire sur les dépenses de santé est institué et, à côté de «la loi de finances» pour le budget de l'État, est dorénavant votée chaque année une «loi de financement» pour la Sécurité sociale. Des institutions régionales sont créées, notamment les agences régionales d'Hospitalisation (ARH) dont les directeurs apparaissent comme de véritables «préfets sanitaires». Leur domaine de compétence est limité à l'hospitalisation publique. Il est étendu en 1999 à l'hospitalisation privée, et, grand tournant, la loi HPST de 2009 leur donnera la tutelle de la médecine ambulatoire et du secteur médico-social (les handicapés et les personnes âgées) en les transformant en agences régionales de Santé (ARS).

Enfin – *last but not least* – une série de dispositions est adoptée qui fera hurler les médecins, notamment le fait de les considérer comme collectivement responsables des dépassements du budget de l'assurance-maladie voté par le Parlement et d'être tenus solidairement de rembourser le trop-perçu. Cette disposition sera invalidée par le Conseil constitutionnel au motif qu'il s'agissait d'une «sanction collective» contraire au droit français. Mais les rapports avec les représentants des médecins en ont été très affectés.

Cela n'a pas empêché la machine étatique d'avancer. Le contenu des lois Teulade et Juppé sera développé, affiné, complexifié, amendé, institutionnalisé dans les 15 ans qui suivent à travers les plans successifs, la loi Douste-Blazy de 2004, la loi HPST de 2009, et même la loi CMU de 1999 ainsi que, d'un certain point de vue, la loi Kouchner de 2002 sur les «droits du malade et la qualité du système de soins».

## Virage au centre?

De plan en plan, de loi en loi, un nouveau système de santé est en effet né progressivement à partir du début des années 1990. Il est très remarquable que cette réorientation stratégique de la politique de santé, qui, comme nous le verrons, s'attaquait au moins potentiellement à certains des mythes fondateurs de 45, n'ait pas fait l'objet d'un grand débat démocratique et qu'elle se soit produite, pour ainsi dire, à l'insu des Français.

Cela s'explique par plusieurs facteurs. La complexité technique des questions de protection sociale, par exemple, et tout particulièrement de politique de santé. L'absence également d'enjeux classiques de type droite-gauche. La droite et la gauche se sont entendues sur cette question et, on l'a vu, les grands textes «réformistes» d'inspiration commune sont venus de gouvernements de gauche (loi Teulade) et de droite (plan Juppé). Ce dernier avait d'ailleurs été salué par toute une partie de la gauche et par la voix autorisée de Claude Evin, ancien ministre des Affaires sociales. Et, après la dissolution de 1997 et la victoire électorale de la gauche, les ministres successifs des Affaires sociales, Martine Aubry et Elisabeth Guigou, n'ont fait que mettre en œuvre, à quelques virgules près, la politique Juppé.

De droite comme de gauche, les gouvernements partagent cette vision commune de placer l'État au-dessus de la Sécurité sociale. Au grand dam de tous ceux qui, se référant à l'esprit de 45, militaient pour l'autonomie du social. C'était le cas par exemple de Force ouvrière. Au grand dam également des professions de santé, qui, sans se référer à 45, sentaient bien que la liquidation de l'autonomie du social entraînerait inéluctablement la fin de l'autonomie du médical. Ils n'avaient pas tort!

Ainsi, le paritarisme, pivot du système né en 1945, a-t-il été progressivement vidé de sa substance et de son sens. La création d'une Union nationale des caisses d'assurance-maladie (UNCAM) regroupant toutes les caisses nationales a unifié notre système de caisses corporatistes. Le pouvoir est officiellement passé aux mains du directeur général et les partenaires sociaux ne sont plus, même en apparence, les gestionnaires du système. Ils sont tout juste confinés à la fonction de représentants des assurés sociaux.

Et encore sont-ils concurrencés par les associations de patients, force émergente du système, que la loi HPST fait enter officiellement au conseil de surveillance des ARS et des hôpitaux. Né de (ou stimulé par) l'affaire du sang contaminé, le mouvement associatif pousse en effet dans le même sens «moderniste». Un modèle original de cogestion État-associations est même né (provisoirement?) à l'occasion de la loi HPST, bousculant quelque peu les syndicats, la Mutualité et même les médecins qui expriment parfois le sentiment que le gouvernement cherche à «monter les patients contre les médecins». C'est évidemment plus compliqué que cela, mais il est incontestable que la période qui s'est ouverte au début des années 1990 a vu s'éroder le pouvoir médical, y compris dans sa tendance historique à exprimer le point de vue de leurs patients.

## Un nouveau système à l'insu des Français…

Au tournant des années 1990, on a donc silencieusement commencé à changer de système. Et cela continue de nos jours.

Comme chacun le sait, le système de 45 reposait sur une assurance-santé universelle (limitée toutefois aux salariés !) et obligatoire, dispensée par des caisses indépendantes de l'État, financée par des cotisations sociales séparées des impôts, et gérée paritairement par les représentants des employés et des employeurs.

La logique était assurantielle : on payait une «prime» partagée entre part salarié et part patronale et il restait un co-paiement de 20 % à la charge de l'assuré (le ticket modérateur). Le niveau des primes ne dépendait pas du risque mais des revenus, conformément au grand principe régulièrement rappelé : «de chacun selon ses moyens, à chacun selon ses besoins»…

Le financement est aujourd'hui largement fiscalisé avec la création de la CSG en 1991 (par le gouvernement de Michel Rocard) et par le basculement des cotisations salariales sur cette contribution parafiscale en 1998 ; l'adhésion est devenue réellement universelle avec la loi CMU de 1999 qui détache la qualité d'assuré social du statut professionnel ; le paritarisme, nous l'avons vu n'est plus qu'une fiction ; les caisses et différents régimes «spéciaux» ont été unifiés ; le principe du co-paiement a été abandonné pour une partie significative de la population en ALD et pour les dépenses hospitalières ; et la médecine n'est plus libérale, nous le verrons dans un instant.

Ainsi le système français de 2010 ressemble-t-il davantage au système britannique contemporain qu'au système français de 1945. Nous sommes passés d'un système d'assurance «bismarckien» à un système d'assistance dit «beveridgien», du nom de Lord Beveridge qui en a défini la philosophie dès 1942 dans le cadre de la réflexion sur l'après-guerre.

Mais sans le dire clairement, en réaffirmant même sans cesse sa fidélité aux principes fondateurs de 1945. Le trouble qui agite l'opinion publique et les professions de santé vient principalement du décalage entre un discours qui se réfère à des valeurs et à des principes qui sont démentis ou contredits par les politiques réelles mises en œuvre. On affirme la continuité et on conduit le changement. On dissimule derrière des mesures techniques complexes, une véritable révolution paradigmatique dont on pourrait penser qu'elle mérite un grand débat national…

Pourquoi ? Pourquoi ce décalage anxiogène ? Pourquoi présenter des réformes de rupture comme des réformes de continuité ? Pourquoi en 2005 lors de la célébration du 60e anniversaire des ordonnances de 1945 a-t-on pris tant de soins à proclamer la fidélité à des principes fondateurs alors qu'ils sont consciencieusement mis en pièces, loi après loi, réforme après réforme ? Il n'y aurait aucune honte à avouer ce changement. Après tout, l'ensemble des pays nordiques, l'Italie, l'Espagne, le Portugal, la Grèce, la Nouvelle-Zélande, etc. se sont également « beveridgisés » avec des fortunes diverses et quelques grandes réussites. Ces systèmes ont généralement la réputation d'être à la fois plus équitables socialement et plus économes économiquement…

Je vois deux réponses. L'une tourne autour du statut et du rôle des médecins et plus généralement des professions de santé, l'autre autour du modèle de redistribution sociale. Commençons par celle-ci.

## Redistribution horizontale ou verticale ?

En réalité, la « beveridgisation » n'est pas achevée sur un point essentiel, le modèle de redistribution. Dans notre système assurantiel, elle est « horizontale », c'est-à-dire qu'elle opère entre bien-portants et malades, alors que dans le système d'assistance elle est de nature «verticale», s'effectuant des «riches» aux «pauvres». Or, nous sommes très attachés à cette solidarité horizontale, quitte à accepter d'être un peu moins équitables «verticalement». Les études nombreuses montrent en effet clairement que les systèmes «bismarckiens» à la française sont caractérisés par des niveaux d'inégalité sociale généralement supérieurs à ceux de pays «béveridgiens» à l'anglaise.

Rappelons qu'en 1945 les charges sociales s'appliquaient à des salaires plafonnés. Ainsi les salariés «riches» dont les revenus excédaient le «plafond de la Sécurité sociale» payaient-ils proportionnellement moins que les salariés «pauvres». Le déplafonnement des cotisations d'assurance-maladie n'interviendra progressivement qu'en 1980 et 1984, de manière à procurer des ressources supplémentaires sans augmenter les taux de cotisations. Le prélèvement est ainsi devenu proportionnel au revenu et plus tard, quand la CSG a été créée par Michel Rocard, on a maintenu ce principe de proportionnalité en imposant un taux unique sur les revenus d'activité de 7,5%. Le taux a bien fait l'objet d'une modulation, mais en fonction de la nature des revenus et non de leur montant : 6,6% sur les retraites et 8,2% sur les revenus du patrimoine. Un retraité riche paie ainsi proportionnellement moins de CSG qu'un salarié pauvre!

La justice sociale imposerait en théorie un financement progressif, comme pour l'impôt sur les revenus où les «riches» paient proportionnellement plus que les «pauvres». Mais précisément le système de 45 n'était pas censé redistribuer la richesse : les assurés paient une prime selon une proportion de leur revenu qui est identique pour tous et ils sont remboursés de manière identique. A l'inverse, le système britannique qui finance sa santé à partir de l'imposition progressive sur les revenus est clairement redistributif.

Cette absence de redistribution du côté des recettes, on la retrouve accentuée du côté des prestations. Un assuré social riche perçoit les mêmes remboursements qu'un assuré social pauvre. L'admission en ALD n'est soumise à aucune condition de ressources.

En France, clairement, la philosophie est que les malades ne sont ni riches ni pauvres, ils sont avant tout malades et ils doivent être traités égalitairement. Bien entendu, cette philosophie est hypocrite car il est clairement démontré que l'égalité formelle devant les règles de la Sécurité sociale n'empêche nullement les inégalités réelles dans l'accès aux soins et dans l'état de santé. Tant qu'à être malade, mieux vaut être riche que pauvre ! Les soins seront plus nombreux, généralement de meilleure qualité et le résultat sera meilleur : les démonstrations ne manquent pas. Ce n'est pas nécessairement imputable à l'argent en tant que tel. C'est souvent associé à la condition sociale, au niveau éducatif, au niveau d'information qui vont généralement de pair avec des revenus élevés en termes relatifs.

Mais pour corriger cette inégalité réelle il faudrait sans doute accepter d'introduire une certaine dose d'inégalité formelle, ce que nous refusons fermement !

En 1945, quand le choix s'est posé de l'adoption d'un système de type anglais (plus ou moins soutenu le Conseil national de la résistance) ou d'un système de type « bismarckien » correspondant à l'esprit des lois de 1928 et de 1930, les partenaires sociaux et les forces politiques n'ont pas hésité. Ils ont vu dans le système britannique le spectre d'une médecine à deux vitesses : sociale et minimale pour les « pauvres », confortable et de qualité pour les « riches ». Le but n'était pas de donner aux « pauvres » un accès gratuit à une médecine sociale ; le but était de donner aux « pauvres » un accès aux mêmes soins que les « riches », quitte à ce qu'ils paient un peu de leur poche ! Cette idée contient une dose d'illusion mais elle est très forte dans notre pays.

Les britanniques en revanche acceptent une certaine discrimination. Il existe des médecins « non NHS » et des



C.D.I. Médiathèque Michel Crépeau LA ROCHELLE

cliniques « non NHS » où les soins sont chers et intégralement payants ; et il existe une clientèle pour ce « marché » ; et cela ne choque pas l'opinion publique. Peu importe ce que font les « riches » du moment que les « pauvres » sont bien soignés. En France, nous refusons (encore) cette philosophie : nous exigeons l'égalité de traitement. Prenons deux exemples.

Les déremboursements de médicaments sont mal perçus par la population. Les pouvoirs publics les justifient en démontrant, expertise à l'appui, que ces médicaments se caractérisent par « un service médical rendu insuffisant » et qu'aux termes de la loi, ils ne sauraient donc être pris en charge par la collectivité. Ils sont « inutiles », traduit la grande presse. Mais le grand public – les études l'attestent – ne l'entend pas ainsi. Avec deux types de réaction. D'une part, la négation du jugement d'expert. « Ces médicaments me font du bien. Ça fait longtemps que je les prends et c'est mon médecin qui me les prescrit. Je dois maintenant les payer, ce n'est pas normal ». D'autre part, plus sophistiquée, la revendication égalitaire : « Si ces médicaments ne sont pas utiles, pourquoi continue-t-on à les vendre ? Il n'est pas normal que certains puissent les acheter et pas les autres ». Si les « riches » y ont accès, les « pauvres » doivent pouvoir y accéder également. Qu'ils soient ou non « utiles » ou « efficaces » n'est pas la question !

Deuxième exemple, le « bouclier sanitaire ». On se souvient que Martin Hirsch, alors « haut commissaire aux Solidarités actives », avait proposé en 2008 de substituer aux franchises médicales promues par le président de la République, un mécanisme de « bouclier sanitaire » destiné à plafonner les « reste à charge » des assurés sociaux. L'idée était de remplacer tous les dispositifs de participation financière des usagers (ticket modérateur, franchises médicales, « euro de solidarité », etc.) par un montant maximum au-delà duquel les soins étaient pris en charge intégralement.

Le mécanisme imaginé par deux éminents hauts fonctionnaires, Raoul Briet et Bertrand Fragonard, était assez simple dans son principe, plus compliqué dans ses modalités : les caisses d'assurance-maladie comptabilisent le montant des soins qu'elles ne remboursent pas, pour quelque raison que ce soit. Quand ce montant non remboursé dépasse un certain seuil (par exemple 200 ou 300 € par assuré et par an) alors, les soins sont tous pris en charge à 100 %. Bien entendu, ce seuil a vocation à devenir variable : plus élevé pour les riches et plus faible pour les pauvres, voire nul pour les « très pauvres », rendant ainsi le système redistributif.

Ce système plus simple et plus juste que l'actuel a été repoussé par la quasi-intégralité des acteurs sociaux. On a évoqué une incontestable difficulté de mise en œuvre mais ce qui choque le plus ses opposants c'est l'idée d'une discrimination « positive » entre riches et pauvres, qui aboutirait à mieux rembourser ceux-ci que ceux-là.

On aboutira sans doute à ce type de discrimination positive, mais, on le voit, le terrain est sensible. Et il ne semble pas opportun de proclamer trop vite une révolution « beveridgienne » à une population qui reste attachée, pour le meilleur et pour le moins bon, aux principes de 45.

## Après la médecine libérale ?

L'autre raison pour laquelle on avance discrètement concerne les médecins et la transformation de leur statut qu'on essaie de faire passer le moins douloureusement possible.

Un trait caractéristique du système de 1945 était en effet un principe d'indépendance entre l'assurance-maladie et les professions de santé. L'assurance-maladie était censé solvabiliser la demande de soins, sans impacter l'organisation de ces derniers. Il n'y a aucune disposition dans les ordonnances de 1945 et de 1946 qui touchent à la manière dont les soins devraient être dispensés aux patients. Les ordonnances ne s'intéressent qu'à l'organisation générale de la Sécurité sociale, à ses ressources, à ses prestations, aux procédures contentieuses, etc. Rien sur les professions de santé appelées donc à continuer leur métier comme si de rien n'était.

Les principes de 45 étaient compatibles avec ceux de la médecine libérale à une seule exception, mais de taille : la liberté des honoraires. Il était en effet écrit à l'article 10 de l'ordonnance du 19 octobre 1945 : «les tarifs (…) dus aux praticiens (…) par les assurés sociaux (…) sont établis et présentés pour chaque département par les syndicats [intéressés]. [Ils] ne sont applicables qu'après avoir été inscrits dans des conventions conclues par les caisses régionales de sécurité sociale (…) et les dits syndicats».

Le choc fut rude. Et il dure encore si on en croit les débats sur le secteur II et les revendications d'un «espace de liberté tarifaire». Tout au long du XIX^e siècle et de la première moitié du XX^e, les médecins français – politiquement puissants – s'étaient majoritairement battus pour sauvegarder leur autonomie professionnelle contre la médecine sociale, contre la médecine de dispensaire, contre la médecine mutualiste, contre la médecine salariée, bref contre tout ce qui menaçait leur indépendance professionnelle, et risquait de s'intercaler entre eux et leurs patients. En 1927, le syndicalisme médical uni adoptait une fameuse «Charte de la médecine libérale», toujours officiellement en rigueur, qui établissait les cinq principes «sacrés» de liberté d'exercice, de liberté d'installation, de liberté de choix du patient, de paiement direct des honoraires par ce dernier et de respect du secret médical. L'idée était de s'opposer vigoureusement à tout système qui les mettrait en péril et, alliés au Comité des forges, le MEDEF de l'époque, les syndicats faisaient ainsi échouer les premiers projets d'assurance sociale de 1928 et de 1930.

L'inscription dans la loi d'un principe d'honoraires opposables est donc vécue comme une défaite, voire comme un traumatisme. Le mot n'est pas trop fort. Les médecins se battront pied à pied, département par département, pour défendre des honoraires individualisés en fonction des «titres et travaux», des zones géographiques, des situations particulières, des caractéristiques des patients, etc.

Devant l'anarchie tarifaire qui en résulte, un tarif national est édicté en 1960 (les «décrets Bacon» du nom du ministre chrétien-démocrate du général De Gaulle), et finalement, en 1971, comme rappelé précédemment, la première convention médicale signe le ralliement des médecins au principe d'opposabilité des tarifs, non sans obtenir une sanctuarisation des principes de la médecine libérale en les faisant inscrire dans Code de la sécurité sociale (où ils deviennent le célèbre article L.162-1).

Mais dès le début des années 1990, comme nous l'avons vu, les réformes successives vont vider de leur contenu chacun de ses principes. La liberté de prescription est de plus en plus encadrée, la liberté de choix limitée par les dispositifs de «médecin-référent» ou de «médecin-traitant», le paiement direct a été englouti par Sesam-Vitale, les données de santé sont de plus en plus partagées et la liberté d'installation de plus en plus contestée dans le contexte actuel de déclin démographique et de désertification des zones rurales et périurbaines…

Bref, la médecine ambulatoire existe toujours, mais plus vraiment la médecine «libérale», c'est-à-dire indépendante.

Mais – et c'est cela le point principal – elle n'est remplacée par rien… Il n'y a pas de statut contractuel des médecins ni de regroupements des médecins dans des structures collectives territoriales comme en Angleterre. Il n'y a pas de «médecine de caisse» comme en Allemagne. On vit en France une situation de vide dont je conçois qu'elle soit déstabilisante pour le corps médical. On est dans le domaine de l'injonction paradoxale. D'un côté on affirme un attachement de principe à l'indépendance et à la qualité de la médecine libérale et on mandate des comités ou des personnalités pour en améliorer «l'attractivité». De l'autre, on en fait soigneusement disparaître tous les principes et toutes les libertés au profit d'un modèle incertain dont les médecins ne perçoivent que les contraintes et les menaces de subordination au payeur.

Telle est l'origine, à mon sens du malaise des médecins : pas tant la transformation de leur statut que le caractère non assumé de cette transformation; pas tant la perte d'indépendance que l'absence de visibilité quant à leur place nouvelle dans la société française face à l'État gestionnaire, aux associations de patients, à l'hôpital; pas tant l'épuisement du concept de médecine libérale que l'absence de concept de substitution...

## Que produit un hôpital?

L'hôpital, *mutatis mutandis*, a suivi, avec retard, un chemin analogue. On trouve les mêmes ingrédients, la même contradiction, le même décalage entre la perception de la réalité des choses et les discours et justifications officiels.

Le problème n'est pas que les médecins hospitaliers ont perdu le pouvoir sur leur institution. Depuis longtemps, l'hôpital public n'est plus cette agglomération de services indépendants dirigés par des chefs de service, brillants et autocrates, distribuant discrétionnairement postes et emplois. Cela a existé; cela existe encore çà et là; ce n'est plus le modèle courant. Cela fait longtemps également que le directeur d'hôpital n'est plus le simple intendant des services généraux, chargé des tâches administratives subalternes.

Le tournant date sans doute des années 1980 et de l'instauration du budget global, qui a amené à de véritables décisions de gestion. Cela a conduit à l'externalisation de certaines fonctions logistiques, à la contractualisation des relations avec l'environnement ainsi qu'à des choix budgétaires parfois douloureux (quand, par exemple, au début des années 2000, certains établissements ont privilégié les dépenses de fonctionnement par rapport aux dépenses d'investissement). Par ailleurs, la formation, le cursus des directeurs s'est considérablement amélioré et le «corps» est aujourd'hui de bonne qualité.

Le malaise ne vient pas non plus de ce que les médecins ont été expulsés des tâches de gestion des hôpitaux qu'ils n'ont jamais vraiment exercées. C'est presque le contraire : on leur demande aujourd'hui de s'impliquer directement dans cette gestion, notamment en s'efforçant de maintenir leur «coût de production» à l'intérieur de normes prédéfinies, ce qu'ils perçoivent comme une tâche supplémentaire, étrangère à leur mission, chronophage, inintéressante et menaçante pour leur exercice.

L'hôpital n'a en effet pas échappé au grand tournant des années 1990. L'étape décisive a certainement été l'introduction dans les hôpitaux publics d'un nouvel outil, le «programme de médicalisation des systèmes d'information» (PMSI), qui avait été lancé à titre expérimental dès 1982, mais qui devint réellement opérationnel en 1989 dans les hôpitaux publics et en 1996 dans les cliniques privées. L'affaire est importante et mérite quelques développements dont on excusera le côté un peu aride.

L'idée de base était légitime. Il s'agissait de savoir si le financement des établissements était équitable et si certains n'étaient pas trop (ou trop peu) dotés budgétairement par rapport aux autres. Etait-il normal que des établissements bénéficiaient de rentes historiques, alors que d'autres étaient perpétuellement rationnés et limités dans leur développement?

Mais comme un budget qui n'est pas associé à une mesure d'activité n'a pas de sens, il fallait pouvoir aussi comparer les «activités». Comment le faire quand les pathologies traitées diffèrent d'un établissement à l'autre, quand la sévérité des patients varie, quand les disciplines médicales ne sont pas identiques ? Comment comparer l'activité d'un service de cardiologie et celle d'un service de pneumologie ? D'un CHU et d'un hôpital local ?

Le PMSI a fourni la réponse. La technique consistait – et consiste toujours – à affecter chaque patient sortant de l'hôpital à l'un des quelques 500 «groupes homogènes de malades» (GHM) qui avait été préalablement définis à l'époque selon des standards internationaux. Par exemple toutes les femmes ayant accouché normalement dans un service d'obstétrique, étaient affectées au GHM 540 «accouchement normal par voie basse». Mais, la patiente avait-elle eu une césarienne, ou une complication ou l'enfant était-il né prématurément, elle était affectée à un autre GHM reflétant mieux les soins plus complexes qu'elle avait reçus.

Par ailleurs, une analyse fine des GHM dans une série d'hôpitaux témoins a permis de mesurer la charge de travail médical et infirmier ainsi que les ressources matérielles et la logistique mobilisées en moyenne par les patients d'un GHM donné. Cette somme était cotée en points dits «points ISA» pour «indice synthétique d'activité». Chaque GHM était ainsi caractérisé par un montant donné de points ISA.

Mieux, en divisant le budget de l'établissement par le nombre de points ISA qu'il avait produit, on disposait immédiatement d'une mesure de sa productivité : un hôpital avec une grosse activité (beaucoup de points ISA) et un petit budget était caractérisé par une valeur moyenne de son point ISA faible, reflet de sa bonne productivité. Inversement, un hôpital avec une faible activité et un gros budget, avait une valeur du point ISA forte. Un hôpital «productif», avec un point ISA faible, était mieux placé qu'un hôpital improductif pour négocier son budget.

Le but recherché – plus d'équité dans la répartition des financements – était atteint et le système a fonctionné de cette manière sans que personne n'y trouve trop à redire. Il y avait bien çà et là quelques protestations mais davantage sur l'insuffisance des moyens globaux affectés aux hôpitaux que sur le système de répartition des ressources entre établissements. Il paraissait normal de ne pas sur-doter des établissements peu productifs, où l'organisation des soins n'était pas optimale, et d'attribuer davantage de moyens à ceux qui, ayant consenti des gains de productivité, ne pouvaient plus financer autrement leur développement.

## Maudite T2A

Tout va changer à partir de la décision prise en 2004, et entrée en vigueur en 2006, de rendre le PMSI «tarifant». C'est la fameuse «tarification à l'activité» ou T2A.

Plutôt que d'avoir, d'un côté, une dotation budgétaire en euros et, de l'autre, une mesure d'activité en points ISA, l'État a décidé d'affecter la ressource budgétaire directement en fonction de l'activité. À chaque GHM (rebaptisé pour l'occasion GHS pour groupe homogène de séjour) a été affecté un tarif national. Cela revenait, en simplifiant à l'extrême, à fixer une valeur nationale au point ISA. En 2006, un accouchement normal par voie basse dans un hôpital public rapportait ainsi 2222 €, un accouchement avec césarienne 3064 € et un accouchement avec césarienne et complication 5033!

Les hôpitaux qui gémissaient dans le carcan d'un budget global toujours resserré auraient dû se réjouir! Plus de risque de rationnement! Plus aucune raison de fermer des blocs opératoires fin novembre parce qu'on n'a plus d'argent pour terminer l'année. Plus besoin d'annuler un chantier de modernisation d'un bâtiment pour payer le personnel intérimaire et les médecins vacataires. Dorénavant, chaque patient amène à l'hôpital la ressource nécessaire pour le traiter! Un patient = un budget approprié à son traitement. Si le nombre de patients augmente de manière imprévue, la ressource suit automatiquement. Le spectre du rationnement est définitivement écarté...

Eh bien non! Cette mesure, adoptée dans tous les grands pays, a soulevé un véritable tollé en France, qui dure encore quatre ans après l'introduction du mécanisme.

Il faut en analyser les raisons. Certaines sont évidentes. Il est exact que l'application du système a été chaotique, avec des erreurs et des approximations qu'il a fallu corriger dans l'urgence. Par exemple, expliquer aux établissements qu'ils ne devaient pas comptabiliser une consultation externe à 20 € comme un séjour de moins de 24h à 1 000 €! Les ajustements ont été fréquents. Les établissements ont été accablés de circulaires qui ont créé un climat de stress et de tension. Sans doute certains établissements ont-ils adopté des pratiques limites allant, dit-on, jusqu'à fractionner le séjour d'un patient pour percevoir deux forfaits au lieu d'un!

On peut minimiser ou dramatiser ces difficultés d'implantation, elles ont été réelles, importantes et n'ont pas contribué à la popularité de la T2A. Mais elles ne sont pas la cause profonde du malaise. Le problème est ailleurs.

D'abord, la T2A a fait éclater le mythe de l'unité hospitalière. Elle a mis en évidence l'extrême disparité des hôpitaux en France. Tous les établissements peu productifs se sont retrouvés avec des tarifs insuffisants pour couvrir leurs coûts élevés de fonctionnement. Et ils ont plongé dans le déficit. Les autres au contraire, à coûts de fonctionnement faibles, ont dégagé des «marges», qui récompensaient certes leurs efforts passés, mais dont la légitimité est problématique pour des établissements publics.

Pour corriger ces effets, on a compliqué le système en

le rendant progressif, en l'assortissant de coefficients correcteurs, etc. Mais la T2A a mis en évidence ce qu'on savait, mais ce que la dotation globale masquait, à savoir qu'il y avait en France des établissements bien gérés, bien tenus sur le plan médical et budgétaire (ce qui va le plus souvent de pair !) et d'autres qui l'étaient moins bien ! C'est une réalité que l'État, garant du bon usage des ressources collective, a raison de vouloir corriger.

Un point sensible est que la T2A s'applique aussi bien aux hôpitaux publics qu'aux cliniques privées, avec toutefois des tarifs nettement plus faibles dans le secteur privé. Cette différence au détriment du privé est mal vécue… par le public ! Il craint en effet qu'on l'accuse de coûter inutilement cher et que l'on transfère des activités du secteur public vers le privé. La Fédération des hôpitaux publics (la FHF) déploie beaucoup d'efforts pour expliquer que cette différence n'est pas illégitime, qu'elle tient essentiellement aux tâches de service public – enseignement, recherche, permanence des soins, etc. – et au statut du personnel qui relève de la fonction publique hospitalière. Comme ce n'est que partiellement exact et que l'État affecte aux hôpitaux publics des budgets annexes pour tenir compte précisément de ces tâches de service public, le malaise demeure et l'image de la T2A ne s'améliore pas !

La T2A a d'autres effets plus subtils. Alors qu'auparavant le budget d'un hôpital lui tombait du ciel (en fait de l'ARS qui le déterminait et de l'assurance-maladie qui le versait), dorénavant l'hôpital doit le gagner lui-même en produisant et en facturant des GHS à l'assurance-maladie ! Autrement dit, un processus politique de négociation budgétaire a été remplacé par un mécanisme économique de production d'activité. Avant, on obtenait un budget pour produire, maintenant on doit produire pour obtenir un budget !

On mesure le cheminement culturel que cette inversion entraîne : l'hôpital était budgété comme une administration, il doit aujourd'hui engendrer ses ressources comme une vulgaire «entreprise»! Le gros mot est lâché, mais n'a en soi rien de péjoratif. Sauf à insulter les millions de Français qui travaillent quotidiennement en entreprise, y gagnent normalement leur vie, s'efforcent de faire leur métier du mieux possible et n'ont pas le sentiment de se prostituer ni d'exploiter indûment leurs contemporains.

Enfin, dernière raison qui, à mon sens, explique la levée de bouclier chez les médecins hospitaliers, c'est l'implication directe du corps médical qu'elle entraîne. Le budget global était l'affaire de l'«équipe de direction»; la T2A c'est l'affaire de tous, y compris et surtout des cliniciens «producteurs d'activité». On les observera d'autant plus que ce sont eux qui déterminent le classement des patients dans les GHS et donc le «chiffre d'affaires» de l'établissement, à travers les cas qu'ils traitent et les dossiers qu'ils remplissent.

Le «crime» de la T2A, c'est de conférer à l'activité médicale hospitalière la dimension économique d'une «production» de services, de services marchands avec des prix, qui ne sont certes pas des prix de marché, mais qui mesurent néanmoins la valeur sociale de l'activité du praticien. L'activité médicale est une activité «productive» qui se mesure et devient plus objective : ce n'est plus le seul bien-être qualitatif du patient qui compte. Les économistes le savaient; les libéraux aussi (ils étaient bien placés pour cela); les hospitaliers, au sommet de la pyramide professionnelle, ne voulaient pas le savoir! En facturant des GHS, comme leurs confères de ville facturent des C et des CS, ils se «libéralisent»! Horreur!

Le propos n'est pas ici de défendre la T2A ni surtout sa version française dont l'implantation a été passablement laborieuse, pour ne pas dire davantage. Même si les critiques multiples qu'on entend ici et là passent souvent par des anecdotes invérifiables qui, quand on les fouille, se révèlent presque toujours plus complexes que le récit simplificateur qu'en on en fait, sur un mode plaisant ou de manière plus agressive.

Les changements de comportement ou de rôles sociaux sont vécus comme les aberrations d'une réforme mal conçue alors qu'ils sont en réalité les conséquences inévitables (mais inavouées) d'une réforme dont la logique allait bien au-delà des questions techniques d'allocation budgétaire.

## Assumer la réforme ?

En fait de déclin, il s'agit surtout d'un vrai changement de système. S'est mis en place un processus graduel de transformation de notre système d'assurance-maladie « de 45 » en un système étatisé, étroitement régulé, plus proche de la philosophie « beveridgienne ».

Le malaise vient que cette transformation, qui n'implique nécessairement ni baisse de l'équité, ni atteinte à la qualité des soins – bien au contraire – n'était pas complètement assumée par ceux qui l'initient et la conduisent. En partie, parce qu'il s'agit d'une création spontanée qui n'obéit à aucun plan d'ensemble préétabli. Mais aussi parce que cette transformation implique de briser des tabous culturels profonds.

Du côté de l'opinion publique, le renoncement à un certain égalitarisme dans l'accès aux soins au profit d'un modèle plus « élitiste » où le financement public est concentré sur la partie la plus défavorisée de la population soit médicalement, soit socialement.

Du côté des professionnels de la santé, la disparition de la médecine libérale au profit d'un modèle de contrat collectif qui reste à définir, mais dont on perçoit qu'il sera davantage orienté vers la « performance » et, d'autre part, la transformation du médecin hospitalier en une certaine forme d'« agent économique ».

Dans l'absolu, cette transformation n'est pas une catastrophe. D'autres pays fonctionnent déjà sous ces principes et ils n'ont à nous envier ni la qualité de soins, ni surtout l'équité sociale. Au regard de notre histoire, de notre tradition et de notre sociologie, c'est en revanche révolutionnaire !

# Les trois crises

André Grimaldi

Le système de santé français qu'on nous enviait est aujourd'hui menacé. Le compromis scellé à la Libération entre un financement public et une distribution des soins à la fois publique et privée est remis en cause. Si l'on veut sauver l'hôpital public, il faut d'abord faire un diagnostic exact de sa maladie. La crise du système de santé s'explique par la conjonction de trois crises : une crise démographique, une crise d'adaptation et une crise de financement.

## La crise demographique

Certes, à l'échelle nationale, il s'agit d'une crise relative, puisqu'on compte 1 médecin pour 326 habitants en France contre 1 médecin pour 340 habitants en Europe (la France est en sixième position des pays européens). Cependant, dans certaines régions et dans certaines spécialités, la pénurie est devenue absolue. Si on ajoute que dans certaines grandes villes, comme Paris, les spécialistes mais aussi la majorité des généralistes pratiquent les dépassements d'honoraires, on conçoit que les difficultés d'accès aux soins soient devenues pour nombre de nos concitoyens une réalité quotidienne. Cette crise démographique est le résultat d'une politique de réduction du *numerus clausus* mis en place dans les années 1975 et suivie de façon constante jusqu'au début des années 2000 par tous les gouvernements de droite, de gauche ou de cohabitation. On est passé de 8 500 médecins formés chaque année en 1980 à 3 500 en 2000 pour remonter actuellement à 5 000. Compte tenu de la durée des études médicales, le nombre de médecins devrait diminuer jusqu'en 2025. En 1995, la Sécurité sociale encourageait même les médecins à partir de façon anticipée à la retraite pour éviter la «pléthore médicale»! On a collé des étudiants en première année de médecine avec des 14 de moyenne, pour ensuite «importer» 10 000 médecins étrangers qui font défaut dans leurs pays. Certains étudiants français collés en médecine vont faire leurs études en Roumanie avant de revenir s'installer dans l'hexagone... On marche sur la tête!

La réduction du nombre d'étudiants en médecine était telle que les hôpitaux publics ont manqué d'internes, avec pour conséquence une surcharge de travail pour eux et pour les praticiens hospitaliers seniors, au détriment de la qualité de la formation des futurs médecins. Cette pénurie relative a dégradé les conditions de travail et participé à la détérioration de l'attractivité des hôpitaux publics pour les plus jeunes. On en arrive aujourd'hui à une campagne publicitaire de la Fédération de l'hospitalisation privée dans le but d'attirer les internes en formation dans les cliniques commerciales et ainsi disposer d'un vivier pour choisir les futurs praticiens de ces cliniques. Ainsi, la logique s'est inversée. Alors que les moyens privés recueillis par l'État étaient mis à la disposition du service public, désormais ce sont les moyens du service public qui tendent à être «siphonnés» par le privé commercial.

Comment en est-on arrivé là, comment une telle politique pouvait-elle faire consensus entre les hommes politiques de droite et de gauche ? L'argumentaire était différent mais la conclusion identique. À gauche, on expliquait qu'en matière de santé l'offre crée la demande. On en concluait donc que, si on diminuait les médecins, il y aurait moins de malades. Évidemment, des défenseurs de cette thèse pensaient plus exactement que s'il y avait moins de médecins, il y aurait moins de consultations et de prescriptions médicales inutiles. On pouvait défendre cette thèse. Encore fallait-il en tirer toutes les conséquences et adapter le système de santé français. Si l'on réduisait de manière drastique le nombre de médecins formés chaque année, il fallait revoir la liberté d'installation et ne pas attendre la fin des études de médecine pour prévenir les étudiants. Cela supposait que tout candidat aux études de médecine soit averti qu'à la fin de ses études, pendant une période de 2 à 3 ans, il n'aurait pas une liberté absolue d'installation mais une liberté partielle, comme cela est le cas dans d'autres professions libérales. Cela supposait également de revoir la répartition des tâches entre les médecins et le personnel paramédical, en particulier les infirmières. Cela nécessitait enfin de revoir la place des médecins généralistes, « spécialistes du premier recours », et donc leur formation qui aurait dû être au moins aussi longue que celle des spécialistes, avec 4 ans voire 5 ans d'internat. Rien de tout cela n'a été fait. Au contraire, on a instauré également un *numerus clausus* à l'entrée des écoles d'élèves infirmières, si bien que quelques années plus tard, il fallu faire appel à des infirmières espagnoles !

À droite, l'argument des responsables des syndicats libéraux était beaucoup plus matérialiste. Ils souhaitaient faire jouer la loi de l'offre et de la demande, et être en position de force sur le marché pour imposer une augmentation de leurs tarifs. C'est d'ailleurs pourquoi ils sont très hostiles à la liberté d'installation pour les médecins étrangers. Le président du Syndicat des gynécologues obstétriciens libéraux eut cette phrase terrible : « si les Françaises ne veulent pas payer des dépassements d'honoraires en clinique, elles n'ont qu'à se faire opérer à l'hôpital public par des médecins à diplômes étrangers ». Les conséquences de cette politique malthusienne ont été catastrophiques. Dans certains petits hôpitaux, les médecins partant à la retraite n'ont pas pu être remplacés, d'autant que l'écart des revenus entre les médecins hospitaliers et les médecins libéraux pouvait atteindre 3 à 5 dans certaines spécialités comme la chirurgie, l'anesthésie, la radiologie, la cardiologie. Les dépassements d'honoraires se sont développés et parfois généralisés dans certaines spécialités comme la chirurgie ou l'ophtalmologie, d'autant que la réforme du ministre Douste-Blazy, créant le « médecin-traitant », avait donné le feu vert aux dépassements d'honoraires pour les consultations spécialisées hors « parcours de soin », c'est-à-dire en court-circuitant le médecin-traitant. L'argument justifiant ces dépassements d'honoraires est évidemment l'augmentation des coûts de gestion pour les médecins et les chirurgiens libéraux tandis que les tarifs de la Sécurité sociale sont souvent totalement inadaptés. On cite volontiers le remboursement d'une opération pour une hernie inguinale à moins de 200 euros pour le chirurgien, qui doit financer l'aide opératoire, la secrétaire et payer en partie ses assurances. Remarquons cependant que cet argumentaire justifie la revendication d'une révision des tarifs de la Sécurité sociale, mais ne peut en aucun cas expliquer la différence des dépassements d'honoraires allant de 1 à 10 d'un médecin à l'autre pour une même intervention (de 150 à 1 500 euros pour l'intervention d'une cataracte sur un œil !). Il y a belle lurette que le principe ancien de la médecine libérale « les soins gratuits pour les pauvres et chers pour les riches » n'est plus appliqué, le conseil de l'Ordre demandant seulement que les dépassements d'honoraires soient appliqués avec « tact et mesure». Certes les dépassements d'honoraires ne concernent pas que la ville mais aussi l'hôpital. Cependant, le nombre de médecins hospitaliers qui ont une activité privée est d'environ 10% contre 85% dans les cliniques commerciales. Sur 500 millions d'euros dépensés annuellement pour payer les dépassements d'honoraires, 400 vont aux médecins et chirurgiens des cliniques commerciales contre 100 aux médecins et chirurgiens des hôpitaux. L'activité privée à l'hôpital concerne essentiellement les spécialités sujettes à des grandes disparités de revenus entre activité publique et activité libérale. Elle ne concerne pas la réanimation, les urgences, l'hématologie, la néphrologie, les maladies infectieuses, la biologie… Cette activité privée à l'hôpital est encadrée. Elle ne doit pas dépasser 20% de l'activité du médecin et ne doit pas se faire au détriment de la qualité des soins pour les autres patients. Une enquête de l'IGAS a montré que 10% de ces 10%, soit 1%, ne respectaient pas ces règles avec des comportements parfois scandaleux, hélas le plus souvent non sanctionnés et discréditant l'ensemble de la communauté médicale hospitalière. L'hôpital public reste donc l'endroit où les Français peuvent se faire soigner sans dépassements d'honoraires, ce qui explique malgré la crise son succès, avec un doublement en dix ans des consultations en urgence (15 millions au lieu de 7 millions) dont en réalité les deux tiers ne sont pas des urgences. Pire, ces dépassements d'honoraires dérégulés et généralisés servent d'argument à l'offensive des assureurs privés (MAAF, AGF, MMA) qui ont créé une société spécialisée, Santeclair, pour fournir à leurs adhérents une information sur les dépassements d'honoraires et une intervention pour faire baisser ces dépassements en faisant jouer la concurrence (pour le cancer de la prostate cela va de 450 euros à Vendôme, 830 à Grasse à 1 100 à Bourgoin-Jallieu…). Les excès du vieux libéralisme médical servent ainsi d'arguments à l'offensive néolibérale.

La mise en place généralisée des 35 heures dans les hôpitaux, alors qu'il existait déjà une pénurie de personnel, n'a fait qu'aggraver la crise démographique hospitalière. Malgré l'embauche de personnel supplémentaire, il a fallu faire appel à des intérimaires, creusant le déficit hospitalier. On a donc cherché à mutualiser non seulement les plateaux techniques mais aussi les moyens humains, provoquant une rupture dans la cohésion des équipes soignantes et parfois dans la continuité des soins, première condition de leur qualité. La création de «*pools* de personnels», qu'il s'agisse d'infirmières, d'aides soignantes ou de secrétaires médicales, déstructurant les équipes, entraîne le stress au travail ou provoque la démotivation. De plus, la pénurie de personnel a rendu bien souvent impossible la prise des jours dits de RTT, qui se sont accumulés sur des comptes épargne-temps, véritables bombes à retardement pour l'hôpital public.

## La crise d'adaptation

La deuxième crise est due aux difficultés d'adaptation du système de santé et en particulier des hôpitaux aux changements de la médecine entraînés par les progrès médicaux, par l'évolution des besoins de la population, et par les modifications d'exercice professionnel. En un sens, cette crise d'adaptation sera désormais permanente, tant sont rapides les innovations technologiques et les mutations sociales. L'évolution de la médecine se fait en réalité dans deux directions opposées : d'un côté le processus d'objectivation du patient progresse grâce à un accroissement des moyens d'exploration et de réparation du corps humain. Ce processus va de pair avec une spécialisation croissante des professionnels. D'un autre côté, le développement des polypathologies et des handicaps liés en particulier au vieillissement, et l'augmentation du nombre de patients atteints de maladies chroniques, nécessitent une prise en charge globale. La prise en compte de la subjectivité de chaque patient est d'autant plus indispensable que le patient devient acteur de sa propre santé. Le développement de l'éducation thérapeutique pour les patients et/ou pour leur entourage, suppose que les soignants médicaux et paramédicaux acquièrent une triple compétence : biomédicale, mais aussi pédagogique et psychologique.

Finalement, on peut reconnaître quatre axes d'évolution de la médecine.

## *Les progrès médicaux technologiques*

La constitution de plates-formes lourdes, techniques et humaines, suppose une concentration de moyens, et donc la constitution de filières de soins. La population a intégré cette situation nouvelle. Par exemple, on sait que lorsque l'on fait un infarctus du myocarde, on a six heures pour revasculariser l'artère coronaire occluse et éviter l'infarctus définitif. De même, en cas d'accident vasculaire cérébral, on a trois heures pour arriver dans une unité spécialisée où on pourra mettre en route un traitement pour dissoudre le caillot sanguin et éviter l'hémiplégie. Il s'agit d'un immense progrès, encore faut-il en tirer toutes les conséquences organisationnelles. Il convient d'assurer la permanence de l'activité 24 heures sur 24. Il faut donc regrouper des moyens techniques et humains. Il est bien sûr exclu de le faire dans chaque hôpital. La répartition des centres à l'échelle nationale est la condition de l'égalité d'accès à ces traitements. La filière doit être organisée, du médecin généraliste aux centres de soins intensifs en passant par le SAMU, en court-circuitant autant que faire se peut les services d'urgence embouteillés, et en assurant si nécessaire le transfert ultérieur dans un centre de soins de suite sans un délai d'attente prolongé risquant de ralentir la «chaîne» de soins. Il faut prévoir (et donc financer) des lits vides pour faire face à tout moment à l'urgence. Et il est nécessaire que tout cela soit coordonné à l'échelle régionale. Si plusieurs services sont regroupés pour former des départements ou des instituts, il faut mettre en oeuvre une nouvelle gestion («gouvernance») médicale reposant sur des équipes avec des coordonnateurs d'équipe. On peut être nostalgique de certaines personnalités exceptionnelles du passé, mais on peut aussi être enthousiasmé par l'intelligence collective et la créativité du groupe.

À l'autre bout de la chaîne des soins se pose le problème du retour à domicile. Chaque jour, dans les hôpitaux de l'Assistance publique de Paris, plus de 1 000 personnes ayant terminé les soins aigus sont en attente de soins de suite, faute de place. Encore faut-il que ces centres de soins de suite soient accessibles financièrement, et aient à la fois une capacité de prise en charge globale et une compétence spécialisée (rééducation orthopédique, ou réadaptation cardiaque...). Et il est nécessaire que ces centres soient eux-mêmes en liaison avec des organismes permettant le retour à domicile ou avec des maisons de retraite médicalisées.

La spécialisation de plus en plus poussée, inhérente aux progrès médicaux, entraîne parfois la transformation de professionnels en «techniciens supérieurs» qui, à la limite, ne sont plus vraiment des médecins. Ainsi un chirurgien cardiaque peut être spécialisé dans les interventions concernant une seule des 4 valves du cœur, et ne pas voir son patient ni avant ni après l'opération. Il ne voit que sa valve, qu'il répare parfaitement. Le patient, lui, voit un médecin cardiologue avant et après l'opération, il ne voit pas le «technicien supérieur», de même que le passager de l'avion voit le chef de cabine mais pas forcément le pilote. Ce processus de spécialisation technique de la médecine est la base objective du concept «d'hôpital-entreprise» dont les «nouveaux managers», promoteurs de la réforme hospitalière, ont fait un slogan. Laurent Sedel, orthopédiste de renom, se plait à dire qu'il y a une grande différence entre son métier et celui d'un pilote d'avion : «lorsqu'un pilote a un crash», fait-il remarquer, «en général, il n'en a qu'un», alors que ce qui fait le grand chirurgien, c'est qu'il en a plusieurs dans sa carrière et qu'il a su à chaque fois éviter le pire à son malade. «Le métier de chirurgien», prétend-il, «se rapproche plus de celui du grand cuisinier que de l'ingénieur». Le chirurgien applique aussi des recettes (ou procédures) mais une part importante de son expertise tient à l'expérience, à l'intuition, et au don. Le médecin reste d'abord et avant tout un artisan, même si les règles de son métier sont de plus en plus fondées scientifiquement. Ajoutons que la vision étroitement maculaire de l'ultra-spécialiste privé de champ visuel est incompatible avec une prise en charge globale du patient. De plus, le spécialiste d'une technique risque très vite d'être mis au chômage par les progrès des techniques elles-mêmes. Tout médecin devrait être au moins spécialiste d'un organe et maîtriser l'ensemble des techniques afférentes, comme c'est le cas pour les cardiologues ou les urologues.

### *Le développement des polypathologies, et des maladies chroniques, en particulier liées à l'âge*

Il nécessite une collaboration entre médecins traitants et spécialistes libéraux, entre ville et hôpital mais aussi entre spécialistes hospitaliers, collaboration qui va à l'encontre de l'égoïsme boutiquier, qu'il s'agisse de l'égoïsme de service ou de l'égoïsme de pôle favorisé par la logique comptable. Ainsi, plus de 30 % des patients faisant un infarctus du myocarde sont diabétiques. Il est plus que souhaitable qu'un diabétologue travaille régulièrement, de façon intégrée, avec des équipes de cardiologie. De même, il est indispensable que des équipes de gériatrie prennent en charge des patients très âgés (de plus de 80 ans) qui bénéficient d'intervention chirurgicale, par exemple lors d'une fracture du col du fémur, et ce dès la sortie du bloc opératoire. Ni les chirurgiens ni les anesthésistes n'en ont le temps et la compétence. Il est évidemment lamentable qu'une opération brillamment réussie sur le plan technique échoue sur le plan humain et médical en raison de la survenue d'escarres, de rétention d'urines, de fécalome, d'embolie pulmonaire, de confusion mentale parfois due à une inadaptation des posologies des médicaments…

Alors que le concept d'hôpital-entreprise tend à réduire l'exercice de la médecine au respect d'un certain nombre de procédures, il est indispensable que, dans les grands services de chirurgie, à côté du chirurgien et des anesthésistes, il y ait des médecins spécialisés se consacrant à plein temps aux soins postopératoires individualisés.

### *Les traitements ambulatoires*

Les pathologies elles-mêmes et leur prise en charge évoluent. La poliomyélite a pratiquement disparu, les ulcères gastro-duodénaux qui étaient le quotidien des chirurgiens digestifs sont aujourd'hui guéris par la médecine, les opérations qui nécessitaient plusieurs jours d'hospitalisation se font aujourd'hui en ambulatoire, et tandis que la cardiologie interventionnelle progresse, la chirurgie cardiaque voit sa place se réduire. Le SIDA, qui était une maladie subaiguë mortelle, nécessitant des hospitalisations itératives, est devenu une maladie chronique ambulatoire. L'essentiel de l'endocrinologie peut se faire en consultation et en hospitalisation de jour. Le patient diabétique traité par comprimés qui doit passer à l'insuline apprend à le faire en ambulatoire, sans hospitalisation. Les chimiothérapies se font à l'occasion d'hospitalisations de jour, etc. Si la médecine se fait ainsi de plus en plus souvent en ambulatoire, les malades hospitalisés sont en revanche de plus en plus «lourds», posant parfois le problème des limites de la médecine curative. Soixante dix pour cent des Français meurent en effet à l'hôpital public, pas toujours dans les conditions de confort et d'humanité dignes d'un pays développé.

## *Le développement de l'éducation thérapeutique*

La médecine connaît de grands progrès. Elle ne permet cependant pas de guérir toutes les maladies, si bien que le nombre des patients atteints de maladie chronique augmente, dépassant 15 millions dans notre pays. S'ajoute à cela la fréquence croissante de la prise en charge ambulatoire. Si bien que nombre de patients doivent apprendre à participer activement à la gestion de leur traitement. L'éducation thérapeutique vise à transférer au patient et/ou à son entourage un certain nombre de compétences : savoir mesurer, savoir interpréter, comprendre son traitement et savoir l'appliquer (qu'il s'agisse de diététique, de prise de comprimés, d'auto-injections et parfois d'adaptation des doses) savoir surveiller, savoir faire face à une situation de crise... Il ne s'agit pas seulement de savoir ni de savoir-faire, mais aussi et surtout de faire, c'est-à-dire d'acquérir de nouveaux comportements et d'intégrer les projets de soins aux projets de vie.

La crise du système de santé est en partie due à une incapacité à penser cette dualité, médecine des maladies aiguës et des gestes techniques d'une part, médecine des maladies chroniques et des changements de comportements d'autre part. Cette dualité devrait pourtant servir de fil à plomb à toute réforme du système de santé. Tout est différent, la relation médecin/malade comme la relation médecin/paramédicaux. Ce n'est ni le même rapport au temps, ni la même organisation des soins. Ce ne devrait pas, non plus, être la même modalité de financement.

La troisième crise est celle qui justifie toutes les réformes actuelles : la crise du financement.

## La crise du financement

La crise d'adaptation du système de santé se double d'une crise financière, qui atteint de façon différenciée tous les pays développés. Le système de santé français est un système hybride, compromis entre le programme du Conseil national de la résistance de 1945 et la médecine libérale. Le financement est public, la distribution des soins est mi-publique, mi-privée. Ce système a montré pendant longtemps sa supériorité sur le système anglais, essentiellement étatique, et sur le système américain, majoritairement privé. Néanmoins, l'augmentation des coûts, atteignant 11 % du PIB pour la France (contre moins de 9 % pour l'Angleterre et plus de 16 % pour les USA) pose le problème de la régulation du système même si, en valeur absolue, c'est-à-dire en dollars dépensés par habitant, la France est en cinquième position, après les Etats-Unis, la Suisse, le Canada, les Pays-Bas, l'Autriche, et juste avant l'Allemagne. De même, en matière de dépenses hospitalières par habitant, la France n'est pas en seconde position contrairement à ce que dit la ministre, mais en neuvième après les Etats-Unis, la Norvège, la Suisse, le Danemark, la Suède, l'Autriche, les Pays-Bas, l'Islande (rapport de l'OCDE, 2010). Quoiqu'il en soit, une maîtrise des coûts est nécessaire. Il existe théoriquement trois types de régulation : une régulation par les professionnels, appliquant le «juste soin au juste coût», et par les citoyens responsables, soucieux de ne pas gaspiller les deniers de la collectivité. L'absence d'organisation et les conflits d'intérêts des uns et des autres rendent cette régulation quelque peu illusoire. Force est donc de recourir soit à une régulation publique qui a l'avantage d'assurer l'égalité des citoyens pour l'accès aux soins, mais fait craindre le rationnement, soit la régulation par le marché, vantée par les néolibéraux. En effet, pour eux, seul le marché permet l'adéquation entre l'offre de soins et les besoins solvables. Il n'y aurait que la concurrence pour assurer la qualité au moindre coût, les profits garantissant les investissements nécessaires à l'innovation, tandis que l'intéressement financier stimulerait la motivation des professionnels. Quant à la solidarité nationale, elle devrait, selon eux, se limiter à la prise en charge des besoins non solvables, qu'il s'agisse des personnes les plus pauvres ou des patients les plus graves, le rôle de l'État se bornant à la définition des règles et à l'organisation des contrôles. «Un secteur qui représente 25 % du PIB ne peut échapper à la recherche du profit», conclut Jacques Attali.

Pourtant, comme l'ont montré toutes les expériences historiques, le marché est inadapté à la santé pour la raison fondamentale que le patient n'est pas un consommateur éclairé. Il n'a pas choisi d'être malade, il est plus ou moins affaibli, plus ou moins angoissé, prêt si ce n'est à tout du moins à beaucoup pour retrouver sa santé ou plus encore pour celle de ses enfants ou de ses parents. Et comme le dit l'adage : «le bien portant n'est qu'un malade qui s'ignore». Du coup, il s'agit d'un marché potentiellement illimité et totalement manipulable. C'est pourquoi d'ailleurs, lorsqu'un patient est hospitalisé, la loi exige qu'on lui demande le nom d'une tierce personne dite «de confiance». La réalité est que le marché et la libre-concurrence provoquent une augmentation des coûts de la santé pour la société, ne serait-ce qu'en raison des frais de gestion et des coûts de marketing (20 à 25 % pour les assureurs privés et les mutuelles contre 5 % pour la Sécu). De plus, le marché conduit à privilégier les activités et les pathologies rentables (ce n'est pas un hasard si la pédiatrie n'existe pas dans les cliniques privées commerciales, et si l'éducation thérapeutique ne s'y est pas développée). Surtout, le marché aggrave immanquablement les inégalités, alors que l'égalité face à la maladie et à la mort fait encore partie des valeurs de notre société républicaine. Aux USA, les riches peuvent manifester pour refuser de payer la santé des pauvres. On n'en est pas encore là en France. Rappelons, cependant, qu'avant 1945, les opposants à la Sécurité sociale l'accusaient du double vice de «déresponsabiliser» les usagers issus des «classes pauvres» et d'exonérer de leur devoir de charité les «riches». Comme quoi le progrès avance parfois à reculons!

Quoiqu'il en soit, la question posée aux gouvernements néolibéraux est : comment créer un marché qui n'existe pas? Il faut d'abord y mettre tous les moyens de l'État. C'est ce qui heurte certains libéraux orthodoxes, qui voient dans la loi «Hôpital, patients, santé, territoire» (HPST dite «loi Bachelot» adoptée en juin 2009) une réforme du système de santé de type «quasi soviétique», organisant la centralisation et la verticalisation du pouvoir. Mais l'objectif est bien la privatisation. Pour l'atteindre, cinq moyens sont utilisés :

1. Changez le vocabulaire : ne dites plus «médecin ou infirmière», mais «producteur de soins», ne dites plus «patient ou usager», mais «client ou consommateur de soins», ne dites plus «répondre à des besoins» mais «gagner des parts de marché». Remplacez le «dévouement» ou pire le «sacerdoce» par le «travail à flux tendus», ne cherchez plus à «réduire les gaspillages» mais à «augmenter la productivité», ne parlez plus d'«hôpital public» mais d'«hôpital-entreprise»;

2. Effectuez un transfert des coûts de la solidarité vers les ménages : multiplication des franchises, augmentation du forfait hospitalier, développement des dépassements d'honoraires dérégulés, transfert des prises en charge vers les mutuelles et les assurances privées, qui en échange demandent à participer à l'organisation des soins;

3. Supprimez de la loi le terme de «service public hospitalier» et remplacez-le par le terme plus neutre «d'établissement de santé», aux formes juridiques variables. Découpez le service public en fines tranches de missions, que vous pourrez ensuite vendre à la découpe. Ainsi, les cliniques commerciales sont candidates à recevoir des internes de

chirurgie ou cardiologie de quatrième ou de cinquième année pour parfaire leur formation et surtout ensuite garder les meilleurs. De même, certaines cliniques commerciales proposent d'assurer des urgences et plus exactement d'en faire le tri, gardant pour elles les fractures simples, et renvoyant sur l'hôpital les polytraumatisés et les paraplégiques… Dites ensuite, comme la ministre, que vous avez créé «un grand système national de santé unifié», incluant l'ensemble des établissements de santé publics et privés, tous financés par la Sécurité sociale;

4. Généralisez le paiement à l'acte ou à l'activité (tarification à l'activité ou T2A) en faisant croire à une détermination objective quasiment scientifique des tarifs (pour juger du caractère scientifique de cette échelle nationale des coûts, il suffit de signaler qu'en 5 ans nous en sommes à sa onzième version, dont la Cour des Comptes vient de demander la stabilité pour 2 ou 3 ans…). On avait initialement oublié (jusqu'à la version 10 de l'échelle nationale des coûts) de prendre en compte la précarité des patients et la gravité des affections dans la tarification! On a surtout ainsi réussi à définir des patients et des activités rentables et d'autres non rentables, sans bien sûr prendre en compte ni la qualité ni même la justification des soins. On a ainsi mis en place un système inflationniste ayant entraîné une augmentation de l'activité, ou plutôt du codage d'activité, de 3% par an, comme s'il y avait eu une catastrophe sanitaire chaque année! Comme par hasard, les malades et les activités rentables se trouvent du côté des cliniques commerciales, tandis que les patients non rentables sont pris en charge par les hôpitaux publics. La perversion est à ce point évidente que 29 des 31 CHU se sont trouvés en 2009 en déficit à cause de ce système, sans qu'aucun rapport, ni de la direction des hôpitaux ni de la Cour des Comptes, n'ait cherché à comprendre et à expliquer aux autres CHU pourquoi Limoges ou Poitiers atteignaient l'équilibre financier! En réalité, la tarification à l'activité est assez adaptée

aux activités standards, programmables, relevant de procédures bien définies avec un retour rapide du patient à domicile telles que la chirurgie de la cataracte, du canal carpien, du mélanome, de la prothèse de hanche ou du genou non compliquée, des varices, des végétations ou des amygdales, de la dialyse, de l'angioplastie coronaire, ou de la coloscopie... bref tout ce qui est facilement mesurable, quantifiable, et donc vendable. Mais elle est inadaptée à tout ce qui est complexe, qualitatif, aléatoire, imprévisible, tels les soins palliatifs, la psychiatrie, les maladies chroniques. Elle est inadaptée aux urgences dont la prise en charge nécessite par définition un financement préalable avec des capacités d'accueil supposant des lits vides.

Il y a trois modes théoriques de financement : à l'activité (T2A), par un budget et par un prix de journée. Chacun de ces modes a des avantages et des inconvénients. Le prix de journée ou même de demi-journée est adapté aux prises en charge ambulatoires. En revanche, il favorise la prolongation inutile des séjours hospitaliers classiques sauf bien sûr pour le financement des soins palliatifs de fin de vie assuré aujourd'hui de façon absurde par la T2A. Le budget global a un effet déflationniste ne prenant pas assez en compte l'activité, mais il donne aux professionnels une certaine liberté (c'est le budget global qui a permis par exemple le développement de l'éducation thérapeutique). Ce sont ces trois modes qu'il faut utiliser de façon concomitante, alors que nous aurons utilisé historiquement les trois, mais de façon successive : le prix de journée jusqu'en 1983, puis le budget global jusqu'en 2004, puis la tarification à l'activité. Ainsi va la pensée unique… Certes, la T2A est utilisée dans la plupart des pays, mais de façon très variable. Certains ne l'utilisent que pour 50% du financement. La France, elle, s'est engagée dans le «tout T2A». De nombreux pays corrigent la T2A en fonction d'indices prenant en compte les activités d'enseignement, les spécificités du bassin de population, le type de pathologies traitées, la réduction des listes d'attente... ces modulations tarifaires exprimant une véritable politique de santé. Loin d'avoir une définition rigoureuse et d'être basée sur la vérité des prix (la T2A sous-évalue par exemple d'environ 25% la prise en charge des leucémies ou des infarctus du myocarde graves), la T2A est utilisée en France comme un prix de marché administré. La vérité politique de la tarification à l'activité est la convergence tarifaire, c'est-à-dire la volonté politique du gouvernement d'imposer des tarifs uniques, d'abord pour l'ensemble des hôpitaux publics (convergence dite «intra-sectorielle») quelles que soient leur taille, leurs missions, leurs contraintes, ensuite pour les hôpitaux publics et les cliniques privées commerciales (convergence dite «inter-sectorielle») alors même que ces cliniques sélectionnent des patients, assurent peu ou pas d'urgences, peuvent si elles le souhaitent être fermées pendant les mois d'été alors que les hôpitaux fonctionnent 24 heures sur 24, 365 jours par an. À ce jeu là, les hôpitaux publics seront délibérément mis en déficit et devront en conséquence réduire les emplois, ce qui entraînera une diminution de leur activité au plus grand profit des cliniques commerciales. La proposition de Monsieur Raoul Briet (conseiller maître à la Cour des comptes qui vient d'être nommé à la présidence du conseil de surveillance de l'APHP) de «geler» (sic) le financement des missions d'intérêt général (financement hors T2A correspondant environ à 15% du budget hospitalier) pour l'utiliser comme variable d'ajustement des dépenses hospitalières, a le mérite de la clarté. Le résultat est connu d'avance : le nombre des hôpitaux publics va diminuer, l'activité des cliniques commerciales va augmenter. Le «reste à charge» pour les patients va croître. L'exemple a été donné par l'Allemagne, qui a même réussi à vendre au privé deux centres hospitalo-universitaires. En effet, entre 2004 et 2008, le nombre d'hôpitaux publics allemands est passé de 671 à 571, tandis que les cliniques privées voyaient leur nombre croître de 444 à 537.

Parallèlement, les dépenses publiques ont baissé en Allemagne, passant de 79 % du total des dépenses à 77 % entre 2000 et 2007, tandis que la part des ménages augmentait de 11 à 13 %, celle-ci étant, en France, autour de 9 %.

La T2A est donc un système inflationniste. Il impose une régulation si on ne veut pas s'en remettre à la libre-concurrence sur le marché. Cette régulation peut se faire de quatre façons :

- une vérification de la justification de l'hospitalisation. En Allemagne, pour éviter le fractionnement indu des hospitalisations, une réhospitalisation dans le même établissement pour la même pathologie n'est pas remboursée, si bien que, en cas de nécessité de réhospitalisation, les hôpitaux se « repassent» les malades…

- on peut également vérifier le codage. Certaines cliniques comme l'Institut mutualiste Montsouris possèdent des programmes informatiques pour optimiser le codage, c'est-à-dire maximiser la facture à la Sécurité sociale;

- certains pays ont adopté un plafonnement de l'activité, avec une baisse des tarifs au-delà de ce plafonnement, ce qui est une manière de revenir peu ou prou vers un budget global par établissement;

- enfin, la France a maintenu un budget global à l'échelle nationale. Le Parlement vote un objectif national des dépenses de l'assurance maladie (ONDAM) qui détermine une péréquation volume-prix. Quand l'activité augmente au-delà de l'ONDAM, les prix baissent l'année suivante, ce qui rend très incertain l'exercice du budget prévisionnel. Le médecin vertueux qui applique le juste soin se trouve donc pénalisé par ses collègues qui ont fait «la course à l'échalote». Les «ultra-libéraux» en appellent donc logiquement à la suppression de l'ONDAM!

5. Donnez tout le pouvoir aux «managers». La loi «Hôpital, patients, santé, territoires» (HPST) a mis en place une gestion entrepreneuriale de l'hôpital allant jusqu'à

permettre de recruter des directeurs en dehors de l'École nationale de santé publique de Rennes. Vingt pour cent des nouveaux directeurs pourront venir du secteur privé. Ils seront recrutés sur simple CV avec un statut de contractuel, certes de droit public, mais avec un salaire hors fonction publique. De plus, les directeurs, nommés par l'agence régionale de Santé, pourront être révoqués à tout moment sans appel. Les nouveaux directeurs ne bénéficieront donc plus du statut de la fonction publique. Celui du nouveau directeur de l'hôpital Saint-Joseph de Paris, hôpital privé à but non lucratif, correspond tout à fait à ce nouveau modèle. Il a démissionné de l'Assistance publique des hôpitaux de Paris pour recevoir un nouveau salaire «à la hauteur de ses missions». Il a donc aussitôt mis en place un plan de redressement avec de nouvelles suppressions d'emplois, a fermé le service des maladies infectieuses en raison de son manque de rentabilité financière (en oubliant au passage de prévenir les patients), réduit le service de gériatrie, élaboré un plan d'équilibre financier pour chaque service, avec suppression de personnels pour les services non rentables et développement des activités rentables. Le même hôpital a mis en place une différentiation des salaires entre les médecins selon leur degré de rentabilité et certains médecins auront même un paiement par honoraires. Actuellement, l'hôpital discute la possibilité d'implanter en son sein une clinique chirurgicale à but lucratif au titre de la convergence public-privé, bannière sous laquelle avance le néolibéralisme médical.

Alors que la ministre n'a cessé de répéter dans les médias qu'il n'était pas question de supprimer les emplois dans les hôpitaux, mais qu'au contraire elle les augmentait, la réalité est toute différence. Paul Castel, directeur des hospices civils de Lyon, a le mérite de la franchise : pour retrouver l'équilibre, «il faudra, annonçait-il, vendre l'immobilier, diviser par quatre les investissements, rationaliser la logistique, spécialiser les 17 hôpitaux. Nous ne remplacerons qu'un départ sur quatre pour le personnel administratif et technique, un sur deux pour le médico-technique, et trois sur quatre pour les soignants». De même, on a supprimé 400 emplois à Nantes, 200 à Rouen, 200 à Caen... Le directeur général de l'Assistance publique de Paris a annoncé la suppression de 4000 emplois d'ici 2012. Les directeurs des hôpitaux n'ont pas le choix : soit ils mettent en place ces plans de redressement, soit ils cèdent la place.

Une question essentielle reste la participation des médecins à ces plans sociaux. Paul Castel, en tant que président de la Conférence des directeurs de CHU, exprime «son souhait d'une telle cogestion». «La réforme Mattéi, qui implique les médecins dans la réalité économique, a permis de changer les esprits. Une décision prise ensemble est plus facile à assumer. La loi Bachelot renforcera cette évolution culturelle», estime-t-il. Tel est en effet l'enjeu. Or, la loi HPST a pris un risque du point de vue même de ses inspirateurs. En supprimant toute structure de cogestion entre les administratifs et les médecins, en faisant des médecins chefs de pôle nommés par le directeur de l'hôpital les simples exécutants d'une politique de gestion comptable décidée sans eux, la loi a pris le risque d'une rupture avec les médecins hospitaliers qui pourraient mettre en œuvre de façon solidaire la menace brandie au printemps 2009 : «Cela se fera sans nous!» À moins que, démotivés et résignés, ils ne baissent les bras ou ne se réfugient dans le sauve-qui-peut individuel. Déjà, on enregistre un départ significatif de médecins vers l'étranger et vers le privé. En effet, si l'hôpital doit être géré comme une clinique privée avec l'obsession de la rentabilité, si les professionnels ont un sentiment d'assujettissement, si les conditions matérielles se dégradent, pourquoi ne pas choisir l'activité privée lucrative avec des revenus deux à cinq fois supérieurs? Ce qui est vrai pour un directeur d'hôpital, l'est aussi pour un médecin, et ne fait au fond que refléter les valeurs d'une société.

## Quel est l'enjeu de cette reforme neoliberale ?

Il ne s'agit pas, contrairement à ce que l'on peut penser, de diminuer la part du coût de la santé dans le produit intérieur brut du pays. Il s'agit seulement de réduire la part financée par la Sécurité sociale en augmentant celle revenant à la charge des ménages eux-mêmes. Ce «reste à charge» pourra être payé directement par les ménages ou financé par les assurances complémentaires (mutuelles ou assurances privées). C'est ce que le président Sarkozy a dit au congrès de la Mutualité, dont le rôle est ici assez obscur. En effet, la Mutualité prétend faire mieux que la Sécurité sociale en matière de régulation des coûts de santé, bien qu'on ne comprenne pas pourquoi les dirigeants de la Sécurité sociale, nommés par l'État, n'auraient pas cette même volonté. D'autre part, on sait que les frais de gestion et de marketing des mutuelles sont beaucoup plus élevés que ceux de la Sécurité sociale. Et la concurrencc, loin d'entraîner une diminution des prix, a une logique inflationniste. Enfin, derrière les mutuelles qui maintiennent le principe de solidarité, avancent plus ou moins masqués les assureurs privés, proposant un financement «à la carte» en fonction du risque de chacun. Il ne fera pas bon avoir une ou plusieurs maladies chroniques coûteuses, et gagner entre une et deux fois le SMIC dans les prochaines années ! Mais cette situation serait rentable pour les assureurs et coûtera moins cher à l'État, du moins à court terme. Ainsi naîtrait un nouveau système de santé, véritable coproduction franco-américaine. On garderait du système français la CMU et la prise en charge par la solidarité nationale des soins les plus graves et les plus coûteux, tandis que le reste des soins, notamment ceux de la majorité des maladies chroniques, seraient ouverts à la concurrence des mutuelles et des assurances privées, «chaque client ayant la responsabilité de s'assurer en fonction de ses moyens et de ses choix adaptés à ses risques». Un cauchemar pour les médecins et pour les patients, un rêve pour les assureurs et les «nouveaux managers»! C'est ainsi que technicisation et marchandisation conjuguent leurs effets pour déshumaniser la médecine.

## Quelle alternative?

Il s'agit seulement ici de proposer des pistes de réflexion pour refonder notre système de solidarité. Ce système suppose une régulation publique. Cette régulation publique doit se faire en alliance avec les professionnels et avec les usagers, en particulier les associations de patients.

Il convient d'abord de revoir le mode de financement, qui ne peut plus reposer seulement sur les cotisations sociales, mais devrait être élargi à l'ensemble des revenus. Il devrait être largement fiscalisé pour ne pas dépendre des aléas de la conjoncture économique. Une taxe sur la valeur ajoutée ne pénaliserait pas les entreprises ayant un fort taux de main d'œuvre ou créant des emplois.

Le parlement ne doit pas seulement déterminer un objectif national de dépenses d'assurance-maladie (ONDAM), mais le décliner en quatre secteurs :

- un objectif pour les hôpitaux publics et les hôpitaux privés à but non lucratif participant au service public;
- un objectif pour les cliniques privées commerciales;
- un objectif pour la médecine de ville libérale;
- un objectif pour la médecine de ville regroupant les centres de santé à but non lucratif.

Ainsi pourrait s'exprimer une complémentarité et non une concurrence entre les différents secteurs. Les moyens attribués à chaque secteur relèveraient clairement d'une décision politique, et non de la «main invisible du marché». À l'opposé du «tarif unique» réclamé par la Fédération de l'hospitalisation privée soutenue par le MEDEF, les tarifs doivent être différenciés selon les statuts, les missions, la taille et les contraintes des établissements.

Une nécessité se dégage des évolutions récentes : la limitation, en nombre comme en volume, des dépassements d'honoraires. Il faut que, partout sur le territoire, les patients puissent accéder à des soins de qualité au tarif remboursé par la Sécurité sociale.

L'interdiction de toute situation de monopole, même local, pour les groupes des cliniques privées commerciales dépendant de fonds d'investissements internationaux est une sécurité.

Il faut en finir avec la dualité actuelle du pouvoir de décision entre l'État et la Sécurité sociale. Il est nécessaire qu'il n'y ait qu'un seul décideur : la Sécurité sociale.

La gestion de cet organisme a donc besoin d'être revue, au profit d'une cogestion entre l'État, les représentants des organisations syndicales et ceux des professions de santé et des usagers.

Il convient de réunir, en un seul et même régime, les différents régimes professionnels d'assurance-maladie dont le maintien n'est plus justifié.

On dit classiquement que, grâce à la Sécurité sociale, on paie en fonction de ses moyens, et on reçoit en fonction de ses besoins. Cette formule demande à être précisée. Il ne s'est jamais agi de besoins personnellement perçus mais de besoins socialement reconnus. On n'a pas décidé de rembourser la thalassothérapie ou les séjours à la mer, bien que le bénéfice personnel puisse en être indiscutable. Il faut donc définir «un panier de soins», remboursé par la Sécurité sociale non pas partiellement, comme c'est le cas actuellement, mais à 100%. Par exemple les cures thermales pour le diabète, toujours remboursées, ne devraient plus faire partie du panier de soins. Pareille situation s'explique pour des raisons d'emplois dans les villes concernées, cela n'a rien à voir avec des problèmes de santé. Encore une fois, «la

Sécu» a bon dos! Les mutuelles et les assureurs privés ne devraient pas intervenir «en complément» de la Sécurité sociale comme c'est le cas actuellement, mais uniquement pour les prescriptions hors «panier de soins», c'est-à-dire non remboursés par elle. «Le panier de soins» devrait être défini à partir d'une évaluation médico-économique faite par la Haute autorité de santé (HAS), soumis à la discussion des citoyens et en particulier des usagers, avant d'être adopté par la représentation nationale.

Dans un système relevant de la solidarité, les gaspillages ne sont pas seulement condamnables au plan de l'efficience économique mais condamnables au plan éthique. Ce qui est gaspillé pour les uns ne pourra pas être utilisé pour les autres. La Sécurité sociale finance des coûts injustifiés pour des médicaments dits nouveaux ayant une amélioration du service médical rendu nul ou très faible, mais en contrepartie elle rembourse très mal les soins dentaires et d'optique pourtant indispensables... L'hétérogénéité des pratiques médicales pouvant aller de 1 à 4 selon les régions et les pathologies (césariennes, pace-makers, endoscopies, prothèses...) témoigne des marges importantes qui existent pour que soit appliqué le juste soin au juste coût. Il est indispensable que l'Assurance maladie, avec l'aide de la Fédération hospitalière de France, publie chaque année un rapport sur l'hétérogénéité des pratiques et que soient mises en œuvre, avec l'aide de l'HAS et en concertation avec les professionnels, des mesures pour réduire progressivement cette hétérogénéité. De même, il est indispensable de développer des évaluations médico-économiques comparatives entre établissements comparables pour la prise en charge de pathologies identiques.

Certains abus doivent être combattus énergiquement. Par exemple, le remboursement des transports devrait être réservé aux personnes très âgées, ou handicapées, ou ayant des pathologies lourdes ou rares nécessitant des soins spécialisés dans des centres très éloignés de leur domicile.

De même, devrait être défini, par pathologie, le nombre maximal de séances de kinésithérapie. Le recours aux infirmières à domicile gagnerait également à être codifié. Il est inadmissible que l'insuline soit injectée aux patients diabétiques à domicile par une infirmière dans 40 % des cas dans certains départements contre seulement 6 % des cas dans d'autres départements.

Il est choquant de payer des médecins pour qu'ils respectent des règles de qualité des soins comme le fait en partie le CAPI (contrat d'amélioration des pratiques individuelles), ce qui a comme conséquence d'amener les médecins à soigner les «indices de performance» et non pas les malades. Plusieurs études ont démontré que l'intéressement financier pour des métiers ou des activités à haute motivation intrinsèque a un effet paradoxal démotivant (voire humiliant) à moins de porter sur des sommes très importantes (le CAPI peut rapporter à un médecin généraliste jusqu'à un maximum de 6 000 euros par an).

Au côté de la médecine libérale traditionnelle en cabinet privé, il faut développer les maisons de santé regroupant médecins généralistes, spécialistes, paramédicaux bénéficiant d'un financement par l'État, les régions, les villes, et assurant un mode de financement pluriel des professionnels de santé excluant les dépassements d'honoraires. Un financement spécifique des professionnels de ces maisons de santé doit être prévu pour la prévention et l'éducation thérapeutique ainsi que pour la coordination des soins, la formation continue, l'évaluation des pratiques. Ces maisons de santé ne devraient donc pas fonctionner comme un cabinet de groupe, simple juxtaposition de médecins libéraux payés à l'acte. Il serait judicieux qu'elles soient capables d'accueillir des internes en stage et elles devraient permettre de revoir la liberté totale d'installation actuelle. Après leur internat, les jeunes médecins pourraient passer deux ou trois ans dans ces maisons de santé ou dans des hôpitaux de proximité. De même, des chefs de clinique des hôpitaux universitaires seraient susceptibles de passer une matinée ou une journée par semaine dans certains hôpitaux de proximité. Des praticiens hospitaliers pourraient, au moins pendant quelques années, partager leur activité entre un mi-temps dans un grand hôpital et un mi-temps dans un hôpital de proximité. De telles mesures devraient être annoncées aux étudiants en médecine avant qu'ils ne s'engagent dans des études longues et difficiles. Il ne saurait être question de changer les règles du jeu en cours de partie.

Il faut revoir la répartition des tâches entre les médecins et les paramédicaux, en particulier les infirmières. L'échec de la vaccination de la grippe H1N1 où on a vu la ministre partir en guerre sans son armée, c'est-à-dire sans médecins généralistes et sans les hôpitaux publics, aurait pu être évité par une solution simple : organiser une vaccination de masse par les médecins traitants et par les infirmières. Promouvoir les carrières professionnelles des infirmières en créant un statut d'infirmières cliniciennes spécialisées pour la prise en charge de pathologies comme le diabète est une priorité. Le travail de ces infirmières requiert une collaboration étroite avec les médecins, car il ne s'agit pas de créer des officiers de santé ou des médecins au rabais.

On peut discuter de la suppression de l'activité privée à l'hôpital, laquelle concerne, rappelons-le, moins de 10% des médecins hospitaliers. Il s'agit en la matière de faire preuve de pragmatisme en prenant en compte la différence de revenus dans certaines spécialités entre les médecins hospitaliers et les médecins libéraux (chirurgie, radiologie, cardiologie...) et en considérant le cas particulier des patients étrangers fortunés consultant des médecins jouissant d'une notoriété internationale. La suppression de l'activité privée à l'hôpital supposerait une prise en compte de l'ensemble des salaires et indemnités (dont le financement des gardes) dans le calcul des retraites, alors qu'actuellement la retraite des professeurs des hôpitaux n'est que de 40% de leur salaire.

De toute façon, une telle remise en cause de l'activité

privée à l'hôpital ne saurait avoir un effet rétro-actif, et ne peut être appliquée qu'aux nouvelles générations. Si l'on décide de maintenir la situation actuelle, il faut alors faire appliquer la loi telle qu'elle est. L'activité privée à l'hôpital public ne doit pas dépasser 20 % de l'activité, elle ne doit pas se faire au détriment de la qualité des soins pour les autres patients.

Enfin, la révision de la politique du médicament est une exigence incontournable. Les médicaments prescrits en ville représentent 21 % du budget de la Sécurité sociale (contre 34 % pour les hôpitaux publics, le budget des hôpitaux incluant le coût des médicaments prescrits à l'hôpital). Il n'est pas normal que la Sécurité sociale rembourse des médicaments d'une même classe alors qu'il existe des génériques aussi efficaces. Il n'est pas normal qu'elle rembourse des nouveaux médicaments beaucoup plus chers, alors que l'amélioration du service médical rendu est faible ; par exemple, les analogues de l'insuline lente coûtent 60 % plus cher que l'ancienne insuline dite « NPH » alors que ces analogues lents n'apportent pas d'amélioration substantielle dans le traitement du diabète de type 2. De même entre les différentes classes d'anti-hypertenseurs, IEC et ARA 2, entre les différentes statines pour le cholestérol, entre les divers inhibiteurs de pompe à protons pour les ulcères, ce sont plusieurs centaines de millions d'euros qui sont ainsi gaspillées. Les nouveaux médicaments ne devraient avoir une autorisation de mise sur le marché que pour des indications limitées aux cas d'échec ou d'intolérance aux médicaments antérieurs. L'élargissement de leur indication ne devrait se faire que progressivement en fonction des études de sécurité à long terme et des études contrôlées démontrant leur bénéfice sur des événements de santé significatifs. Inversement, il serait normal que l'autorité publique participe au financement de ces études, ce qui permettrait en même temps d'en assurer le contrôle de qualité.

En conclusion, notre système de santé hybride mi-public mi-privé est à la croisée des chemins. Le choix doit se faire entre plus de régulation par le marché, c'est-à-dire une augmentation de la place prise par les «assurances complémentaires», l'augmentation du reste à charge pour les patients, et une régulation publique supposant une définition du «panier de soins» pris en charge à 100% par la Sécurité sociale et une réduction des prescriptions inutiles. Cette régulation publique garantissant l'égalité d'accès aux soins suppose une remise en cause de la liberté des dépassements d'honoraires. Elle doit donc se faire en concertation avec les professionnels en revoyant les conditions actuelles du paiement à l'acte favorisant la dérive productiviste de la médecine, démotivante pour les médecins, peu utile pour les malades, coûteuse pour la collectivité, seulement rentable pour l'industrie. C'est aux citoyens de notre pays de trancher ce débat, qui n'est pas un débat technique mais un débat politique comme l'analysait très justement le vice-président du MEDEF, Denis Kessler : «les annonces successives des différentes réformes par le gouvernement peuvent donner un sentiment de *patchwork*, tant elles paraissent variées, d'importance inégale, et de portées diverses – statut de la fonction publique, régimes spéciaux de retraite, refonte de la Sécurité sociale, paritarisme... À y regarder de plus près, on constate qu'il y a une profonde unité à ce programme ambitieux. La liste des réformes? C'est simple, prenez tout ce qui a été mis en place entre 1944 et 1952, sans exception. Elle est là. Il s'agit aujourd'hui de sortir de 1945 et de défaire méthodiquement le programme du Conseil national de la résistance!» Contrairement à ce que l'on croit ou feint de croire, les Français sont prêts à participer massivement au débat sur l'avenir de la Sécurité sociale et de notre système de santé. Le devoir des dirigeants politiques est de leur en donner les moyens en organisant des états généraux de la santé débouchant sur un référendum national. La «démocratie sanitaire» ne sera plus alors un simple slogan mais une réalité.

# Le grand écart du professeur Grimaldi

Claude Le Pen

Le Pr. Grimaldi diagnostique et prescrit. Le système de santé français souffre de trois crises graves, explique-t-il, une «crise démographique», une «crise d'adaptation» et une «crise de financement». Mais elles relèvent toutes en réalité, à des degrés divers, d'une seule et même cause : les appétits financiers des acteurs privés de la santé, médecins libéraux (la plupart), cliniques commerciales, industrie pharmaceutique, assureurs complémentaires dont la démarche est cautionnée et encouragée par un gouvernement d'inspiration «néolibérale» qui rêve d'introduire le marché dans la santé.

Pour s'y opposer, le Pr. Grimaldi prescrit onze «pistes de réflexion» destinées à «refonder notre système de solidarité» et offrir une «alternative» à la menace néolibérale. Et là, surprise ! On s'attendait à un remède de cheval à la mesure du mal absolu et on tombe sur onze pistes dont la plupart sont assez banales et ont été endossées par beaucoup d'acteurs et d'observateurs de tous horizons politiques, dont certaines sont très techniques, et dont la plupart ont déjà été mises en place ou sont en voie de l'être, y compris par l'actuel gouvernement «néolibéral». En fait, la grande majorité de ses préconisations est compatible avec un tout autre diagnostic. Il y a un hiatus entre le Grimaldi diagnostiqueur et le Grimaldi prescripteur : le premier diagnostique un cancer, le second prescrit de l'aspirine! Le second est imprécateur, le premier finalement assez orthodoxe!

Tant qu'à faire, pour le patient, il vaudrait mieux que le médecin se trompe de diagnostic que de thérapeutique. C'est le cas! Nous parcourrons les pistes du «Grimaldi orthodoxe» avant d'en venir aux jugements du «Grimaldi imprécateur» qui amalgame sous le terme générique de «néolibéral» toute une série hétérogène d'acteurs, médecins, administrateurs, syndicalistes, politiques, industriels, qui partagent cette caractéristique commune d'être porteurs de projets, parfois divers, de rationalisation, d'organisation et de gestion du système de santé. Tout projet gestionnaire est, pour le «Grimaldi imprécateur», un projet «néolibéral»...

## Le Cancer et l'aspirine... ou l'orthodoxie cachée du Pr Grimaldi

Première piste, il faut «revoir le mode de financement» du système de santé qui ne doit plus reposer seulement sur les cotisations sociales, doit être fiscalisé et élargi à l'ensemble des revenus. Excellente idée à laquelle je souscris d'autant plus volontiers que c'est déjà largement le cas! Plus de la moitié des ressources de la Sécurité sociale proviennent actuellement de sources fiscales ou parafiscales. Les plus importantes, la contribution sociale généralisée (CSG) et la contribution au remboursement de la dette sociale (CRDS) frappent «tous les revenus» du travail, du capital et de la propriété foncière. Dans l'avenir, toute recette nouvelle affectée à l'assurance-maladie sera une recette fiscale à la fois pour des raisons d'efficacité économique et de justice sociale. Petit désaccord toutefois sur la taxation de la valeur ajoutée des entreprises (proposée en son temps par Jacques Chirac). Il vaut mieux taxer les revenus que distribuent les entreprises (salaires et dividendes), que les entreprises elles-mêmes. Cela est moins pénalisant pour l'emploi et l'investissement.

Deuxième piste : «Le parlement ne doit pas seulement déterminer l'Objectif national des dépenses d'assurance-maladie mais le décliner en quatre secteurs» pour inciter à la coopération entre médecine hospitalière et médecine libérale, entre hôpitaux publics et cliniques privées. C'est le cas! Avant 2005, la ventilation des dépenses était effectuée par l'État; elle est dorénavant votée par le Parlement. Certes, les secteurs sont un peu différents de ceux suggérés par le Pr. Grimaldi. Il y a en a cinq : hôpitaux et cliniques soumis à la T2A, hôpitaux non soumis à la T2A (par exemple les hôpitaux psychiatriques), médecine de ville, établissements pour personnes âgées dépendantes et établissements pour les handicapés. On peut discuter de la nature des sous-enveloppes, peu importe. Mais ce cloisonnement vertical est généralement considéré comme un frein, et non comme une incitation, à la coopération! Jusqu'en 2006, hôpitaux publics et cliniques privées figuraient dans deux enveloppes séparées. Depuis 2006, la T2A les a réunis dans une même enveloppe. A-t-on pour autant changé de système?

Troisième piste : en finir avec la «dualité» du pouvoir de décision entre l'État et la Sécurité sociale, au profit de cette dernière. Étonnant. On aurait attendu l'inverse de la part d'un adversaire du libéralisme : donner plus de pouvoir à l'État comme alternative au marché. Il faut en effet le savoir : une assurance-maladie gestionnaire de l'hôpital serait sans doute beaucoup plus «managériale» et beaucoup plus encline à restructurer que l'État. Elle mettrait fin au statut particulier des médecins hospitaliers ; elle les soumettrait à la « maîtrise médicalisée », à la « rémunération à la performance » comme de vulgaires libéraux. Car la Sécurité sociale reproche à l'État son laxisme, sa timidité, sa lenteur, sa crainte de s'aliéner les élus locaux et l'opinion publique qui n'apprécient guère la fermeture des petits hôpitaux de proximité. À plusieurs reprises, l'assurance-maladie a revendiqué une extension de compétence sur l'hôpital. Chaque fois l'État a opposé – plus ou moins poliment – une fin de non recevoir… L'hôpital reste son affaire. Mais les caisses reçoivent de la part du Pr. Grimaldi un soutien inattendu !

Il faut, continue celui-ci, définir un « panier de soins » remboursés à 100 % et ne plus prendre en charge ceux qui en seraient exclus, par exemple les cures thermales pour le traitement du diabète. C'est la quatrième « piste ». Ce « panier de soins » serait établi à partir d'une évaluation médico-économique de la Haute Autorité de santé (HAS), validé par les usagers et adopté par la représentation nationale. Là réside une première difficulté. Car les Français pourraient ne pas être d'accord avec la HAS. Soumis à un référendum d'initiative populaire, nul doute que les plans de déremboursements des médicaments à « service médical rendu insuffisant » seraient repoussés à une écrasante majorité !

Mis à part cet obstacle de taille, l'idée d'un « panier de soins » démocratique est intéressante comme moyen de réconcilier le côté dépenses (les besoins) et le côté recettes (les moyens) actuellement déconnectés. C'est dans cet esprit que je l'ai moi-même défendu. Vous voulez, usagers, que les cures thermales ou l'homéopathie soient mieux remboursées ? Très bien, mais vous devrez alors acquitter le surcroît de cotisations sociales correspondant à ces prestations ! À vous de décider ! Dès lors que la population aura exprimé en conscience, par la voix de ses représentants, sa volonté éclairée de tout rembourser, la seule obligation qui lui incombera sera d'accepter de tout financer! Le «panier de soins» devient alors un moyen de responsabilisation collective des choix de santé. Mais il n'y a là rien qui ne soit pas compatible avec la vision «néolibérale»! Bien au contraire.

La cinquième piste est facile. Le Pr. Grimaldi trouve injustifiée et même scandaleuse l'hétérogénéité des pratiques médicales non imputable à l'hétérogénéité des patients. Les taux d'interventions chirurgicales, note-t-il, peuvent varier du simple au quadruple entre deux départements français, toutes choses égales par ailleurs. Il a raison. Ce phénomène est universel. On le trouve dans tous les pays et tous les systèmes. Des centaines d'études lui ont été consacrées et elles sont en partie à l'origine du processus de standardisation des pratiques médicales que l'on observe un peu partout dans le monde. Mais que le Pr. Grimaldi se rassure. La réduction des disparités régionales en matière de pratiques médicales et d'accès aux soins constitue l'un des objectifs de la loi «Hôpital, patients, santé, territoire» (HPST) qu'a fait voter l'année dernière le gouvernement «néolibéral» de M. Sarkozy. C'est une des missions explicitement assignées aux agences régionales de Santé (ARS) nouvellement créées... Elles ne réussiront peut-être pas tout de suite, mais au moins le problème est-il identifié et traité!

Qui n'adhérerait à la sixième «piste» du Pr. Grimaldi : combattre «énergiquement» les abus et les gaspillages? Mais comment le faire sinon par une organisation «managériale» du système? Peut-on à la fois dénoncer les gaspillages et réfuter le pouvoir des «managers»? Cette double opposition est récurrente dans le texte du Pr. Grimaldi. On a même parfois l'impression qu'à ses yeux le management est un gaspillage. Par exemple quand il oppose les faibles dépenses de fonctionnement du système français (5 %) à celles des compagnies d'assurance américaines, quatre à cinq fois plus élevées. Mais on n'a rien trouvé d'autre pour rendre les organisations «efficientes» (sans gaspillage) que le management! C'est vrai que cela nécessite des systèmes d'information et de contrôle qui peuvent coûter cher (sans aller jusqu'à certains excès américains). C'est vrai que c'est contraignant pour les professionnels qui doivent rendre compte de leur activité. C'est vrai qu'il y a de bons et de mauvais gestionnaires, comme il y a de bons et de mauvais médecins. Mais il n'y aura pas d'efficience sans (bonne) gestion.

La septième «piste» est en fait une réflexion. Le Pr. Grimaldi trouve «choquant» que l'on paye les médecins «pour qu'ils respectent la qualité des soins». La critique vise le «contrat d'amélioration des pratiques individuelles» (CAPI) qui prévoit, je le rappelle, le versement d'une prime aux médecins libéraux qui atteindraient des objectifs chiffrés relevant, pour les uns, de la santé publique (par exemple la vaccination des personnes âgées ou le dépistage de certains cancers) et, pour les autres, de l'économie de la santé (par exemple la prescription de médicaments substituables par des génériques). On peut ne pas trouver absurde de récompenser les médecins qui consentent un effort particulier au bénéfice de la collectivité. Mais il ne faut pas manquer le point principal. Le CAPI a été avant tout conçu comme une arme «anti-paiement à l'acte». Ou plutôt, comme un élément d'une structure à trois niveaux qui combinerait un paiement à l'acte pour certaines prestations techniques spécialisées, un forfait pour la prise en charge de soins récurrents (par exemple les pathologies chroniques) et un paiement «à la performance» pour sanctionner des engagements pris sur des objectifs d'intérêt général et de santé publique. Le Pr. Grimaldi devrait s'en réjouir, lui qui milite – à juste titre – pour la sortie du «tout à l'acte».

La huitième piste ne nous retiendra pas longtemps. Elle porte sur la création des «maisons de santé» pour assurer une présence médicale dans les zones désertées et pour substituer un mode d'exercice coopératif au cabinet isolé traditionnel (qui n'existe d'ailleurs pratiquement plus). Elle évoque aussi la possibilité pour les jeunes médecins hospitaliers de partager leur temps entre un grand hôpital de rattachement et de petits hôpitaux de proximité qui pourraient ainsi éviter la fermeture. Tous ces points sont traités dans la Loi HPST. Grimaldi-Bachelot, même combat!

Aucune objection non plus en ce qui concerne la piste suivante, consacrée au développement de la coopération entre médecins et autres professions de santé. Des avancées ont été réalisées dans ce domaine, avec la possibilité récente offerte aux infirmiers et infirmières de renouveler la prescription de certaines vaccinations. Dans l'avenir il ne fait guère de doute que le monopole de prescription des médecins va s'effriter, même si ces derniers garderont le contrôle de la stratégie thérapeutique. Cela étant, il ne sera pas facile de détruire le mur de méfiance, de suspicion, de frustration qui s'est édifié au fil des décennies entre les professions prescriptrices (médecins) et les professions prescrites (infirmiers, kinésithérapeutes, etc.) au sein d'un système traditionnel hiérarchisé, mandarinal… et pas du tout libéral!

La dixième piste est plaisante. Le Pr. Grimaldi explique et justifie l'activité privée à l'hôpital public de certains de ses collègues de renom. La presse grand public s'est souvent faite écho de l'ampleur de ces honoraires privés et des privilèges accordés aux patients qui les acceptent. La justification est très «néolibérale»: si des «patients étrangers fortunés» acceptent de payer des honoraires élevés à «des médecins jouissant d'une notoriété internationale», pourquoi les en empêcher? En effet. Mais pourquoi des «patients français fortunés» n'auraient-ils pas le même droit? Et pourquoi le principe ne s'appliquerait-il pas également aux médecins libéraux en fonction de leurs « titres et travaux»? Le Pr. Grimaldi ferait-il deux poids deux mesures? Corrigeons à ce propos une erreur factuelle. Selon la loi Douste-Blazy, le patient qui consulte «hors parcours de soins» est moins bien remboursé mais le médecin n'est pas mieux payé. Il est tenu d'appliquer le tarif conventionnel s'il est en secteur 1. Parcours de soins et dépassements d'honoraires sont deux choses différentes!

On en arrive à la onzième et dernière piste qui concerne l'industrie pharmaceutique et les gaspillages résultant de l'utilisation de nouveaux médicaments chers mais n'apportant pas grand-chose par rapport à leurs concurrents. Le diabétologue cite l'exemple des analogues de l'insuline lente qui coûteraient 60% de plus que l'insuline «NPH» sans apporter d'amélioration substantielle dans le diabète de type II. Je ne mets pas en doute le jugement de l'expert incontestable de la pathologie. Mais qu'est ce qui empêche les diabétologues de prescrire les «anciennes» insulines efficaces et peu onéreuses? Rien! Elles sont toutes sur le marché. Le Pr. Grimaldi tourne sa phrase de telle sorte qu'un lecteur non averti pourrait croire le contraire. Et pour aider les praticiens à faire le «bon choix», en faveur des médicaments les moins chers (à efficacité égale), notamment dans chacun des domaines évoqués par le Pr. Grimaldi (cholestérol, ulcère gastrique et hypertension artérielle), l'assurance-maladie a conçu le fameux CAPI! Le CAPI est un outil destiné à réaliser la onzième piste du Pr. Grimaldi!

Ainsi, loin de dessiner un système alternatif, ces pistes sont parfaitement en phase avec la dynamique étatique et gestionnaire du système actuel…

## T2A, l'unique objet…

Une exception toutefois : le Pr. Grimaldi n'en consacre aucune au financement des hôpitaux. Il est vrai qu'il est ambigu sur la question. Après une charge violente contre le financement à l'activité, la T2A, jugée inflationniste, perverse, oublieuse de la qualité des soins, clivant l'activité en « soins rentables » et « soins non rentables » et favorisant l'hospitalisation privée, il conclut : « En réalité, la tarification à l'activité est assez adaptée aux activités standards, programmables, relevant de procédures bien définies avec retour rapide du patient à domicile… » Ce n'est donc pas l'horreur économique absolue ! Il ajoute certes qu'« elle est inadaptée à tout ce qui complexe, qualitatif, aléatoire, imprévisible, tels les soins palliatifs, la psychiatrie, les malades chroniques » ainsi qu'aux urgences. Ça tombe bien : la T2A ne concerne ni les urgences, ni les soins de suite et de réadaptation, ni la psychiatrie. Son champ d'application est limité à l'activité dite MCO (maternité, chirurgie, obstétrique) des hôpitaux de court séjour et des cliniques. Et si elle s'applique aux soins palliatifs, une réforme des tarifs a eu lieu en 2009 pour mieux les adapter à la diversité des structures accueillant les patients en fin de vie. Sur les 160 milliards environ de dépense d'assurance-maladie, 50 environ concernent les établissements T2A et 20 les établissements d'hospitalisation hors T2A. C'est loin d'être anecdotique.

Mais, en imposant des tarifs inadaptés et sous-évalués, la T2A mettrait « délibérément » les hôpitaux publics en déficit, conduisant ainsi « à une diminution de leur activité au plus grand profit des cliniques commerciales ». C'est d'abord factuellement faux. La part du privé commercial dans les admissions hospitalières est passée de 32 % en 2000 (avant la T2A) à 28 % environ en 2008 (après). Et l'activité mesurée en nombre de journées a diminué parallèlement dans les deux secteurs (de 7 à 8 %). Quant au nombre d'établissements, il a drastiquement diminué dans le privé alors qu'il est resté stable dans le public. Rassurons le Pr. Grimaldi, le privé n'est pas en train de dévorer le public ! Sur le plan des effectifs, c'est même le contraire : dans son analyse de la crise démographique, il omet de signaler que celle-ci touche beaucoup plus la médecine libérale, dont relèvent les praticiens de l'hospitalisation privée, que la médecine salariée. Le taux d'installation en libéral des dernières générations de diplômés ne dépasse pas 10 %. Les raisons de cette désaffection sont nombreuses et tiennent aussi bien à des conditions de travail et de rémunération moins attractives qu'autrefois qu'à des raisons plus sociologiques comme l'attrait du salariat qui apparait à beaucoup de jeunes médecins, hommes et femmes, comme plus protecteur et plus confortable que le statut de travailleur indépendant.

L'analyse du Pr Grimaldi n'est pas sans contradictions : il reproche à la T2A l'inadaptation de ses tarifs mais aussi sa tendance à les modifier sans cesse (les fameuses 11 versions) et il prend prétexte de ses changements pour en contester la « scientificité ». Une tarification n'est pas une science. À la limite un art ! Mais serait-elle une science qu'il serait normal qu'elle change car l'essence de la science, c'est le mouvement. Il n'y a que les certitudes métaphysiques qui ne varient jamais... Si la T2A change c'est pour se corriger et s'adapter. Il faudrait plutôt s'en féliciter !

Il lui reproche d'être inflationniste et de conduire à la réduction d'activité et à la fermeture des hôpitaux ! À ce sujet, il est important de souligner que le problème des petits hôpitaux a très peu à voir avec la T2A. Le rapport de la Mission d'évaluation de la T2A montre que les petits établissements sont souvent bien plus « rentables » que les gros. Ils ont, en revanche, plus de mal à se plier à des normes de sécurité de plus en plus drastiques. Les contraintes en termes de disponibilité de personnel qualifié et de nombre minimal d'interventions sont beaucoup plus périlleuses pour leur survie que les contraintes économiques. Plus de 100 établissements sur les 400 qui ont une activité chirurgicale pratiquent moins de 2000 actes par an, avec des chirurgiens qui effectuent moins de 300 opérations par an. Dans certains hôpitaux dits «de faible activité», le nombre d'intervention tombe à moins de 50 par an. La liste en est connue. Dans une activité où la fréquence des actes est un critère essentiel de qualité (comme pour un pianiste de concert ou un pilote d'avions de ligne), cela est dangereux et une restructuration doit être envisagée, si pénible soit-elle pour le personnel, pour les habitants, pour la ville.

Il dénonce la spécificité française du «tout T2A» en oubliant que celle-ci ne couvre en réalité que 65% environ du budget des établissements, le reste étant financé par des budgets spécifiques, des dotations globales, des forfaits, et même une tarification à l'acte pour les consultations externes. Le plus important de ces budgets – 7 Mds d'euros environ soit près de 13% du budget hospitalier – est la fameuse enveloppe consacrée aux « missions d'intérêt général et de contractualisation », c'est-à-dire à toutes les missions non directement reliées à l'activité de soins, notamment la recherche et l'enseignement, les urgences, les soins aux détenus, les activités de dépistage anonyme et gratuit, les centres anti-poisons, les missions de veille et de coordination, etc. Cette enveloppe est attribuée contractuellement aux établissements en fonction des missions d'intérêt général qu'ils assument. Les cliniques privées, qui sont éligibles, en perçoivent moins de 1%. Normal, les missions de service public sont actuellement surtout le fait du secteur public.

L'existence de ces budgets spéciaux permet de comprendre l'objectif de «convergence tarifaire» entre le privé et le public qui pourrait paraitre absurde à un lecteur non averti. Posons la question : «Pourquoi un même acte, réalisé dans les mêmes conditions, un accouchement par voie basse sans complication par exemple, devrait-il coûter nécessairement plus cher à l'hôpital public qu'en clinique privée?» «Parce que, nous répond-t-on, ce dernier assure des tâches d'intérêt général, l'accueil des urgences, la permanence des soins, des activités de recherche et développement étrangères aux cliniques privées». Fort bien. Accordons donc à ces hôpitaux des budgets spécifiques pour ces missions de service public (c'est l'objectif de l'enveloppe MIGAC), mais évitons de les financer par une majoration du tarif des soins. Pourquoi ? Parce qu'on ne sait plus alors si on paye le service public ou l'inefficacité de la gestion hospitalière ! Cette saine philosophie fâche cependant beaucoup d'hôpitaux publics qui restent plus chers que les cliniques, même après compensation de leurs missions d'intérêt général. Pourquoi ? Lisez le rapport 2009 de la Cour des comptes : inorganisation, sous-productivité, rigidité, cloisonnement, surdimensionnement, etc. La T2A agit comme un révélateur de dysfonctionnements que le budget global masquait.

Le Pr. Grimaldi dichotomise de manière caricaturale un secteur public paré de toutes les vertus, dévoué à la science et au patient, soucieux de ses missions de service public, et un secteur privé uniquement préoccupé de rentabilité financière à court terme. C'est un peu plus compliqué que cela et le secteur privé, dont la rentabilité n'est pas très forte, participe aussi à sa façon à la santé des français. D'autant qu'il est étroitement réglementé et que ses tarifs, ses activités, ses ouvertures de lits, ses équipements, etc. sont soumis à l'agrément des pouvoirs publics. Et si des groupes financiers ont investi ces dernières années dans ce secteur, c'est davantage pour y trouver une certaine sécurité – la santé étant une activité contra-cyclique – qu'une forte rentabilité.

Mais le secteur privé non lucratif n'échappe pas non plus à l'humeur du Pr. Grimadi qui décoche des flèches empoisonnées à deux de ses fleurons parisiens, l'institut mutualiste Montsouris et l'hôpital Saint-Joseph, accusés d'adhérer à l'idée de «gestion entrepreneuriale de l'hôpital» inspirée par la loi HPST. De sorte qu'on peut poser la question. Quel est le vrai «ennemi» du Pr. Grimaldi : le profit ou la gestion? Sa cible, c'est en réalité le modèle de «management», même quand celui-ci est mis en œuvre par des institutions non lucratives. Il y aurait ainsi deux mondes. D'un côté un secteur privé qui aurait le droit d'être géré efficacement mais qui subirait l'opprobre de ses motivations financières, explicites ou non. Et de l'autre un secteur public que la pureté de ses intentions suffirait à mettre à l'abri de toute velléité gestionnaire. Le statut juridique des établissements (et le pouvoir médical) garantirait le bon usage des ressources collectives. Cette position essentialiste est illusoire et dangereuse pour la cause qu'elle défend. Un hôpital public a plus encore qu'une clinique privée le devoir d'être efficient. Et c'est loin d'être le cas. «Sauvons l'hôpital public», entend-on ça et là. Tout à fait d'accord, mais l'hôpital public doit surtout se sauver lui-même… Et cela n'ira pas sans efforts!

## To be or not to be (regulated)…

Le système est à la croisée des chemins, explique en conclusion le Pr. Grimaldi : «Le choix doit se faire entre plus de régulation par le marché, c'est-à-dire une augmentation de la place prise par les "assurances complémentaires" et l'augmentation du reste à charge pour les patients, et une régulation publique supposant une définition du "panier de soins" pris en charge à 100% par la Sécurité sociale et une réduction des prescriptions inutiles».

Le problème ne se pose pas dans ces termes un peu simplistes. Une définition du panier de soins pris en charge à 100% n'est nullement contradictoire avec une augmentation du «reste à charge» des patients : tout dépend de ce qu'on met dans le panier! Et ça fait longtemps que les assureurs privés américains «managed care» traquent les «dépenses inutiles» de leurs assurés, parfois même excessivement.

La grille d'analyse du Pr. Grimaldi est tout simplement inexacte. Le choix qui se pose en matière de santé – ou plutôt qui s'est posé car il est derrière nous – s'est situé entre un système non régulé, ou faiblement régulé, dominé par les professionnels de la santé, et un système de santé régulé, ou du moins davantage régulé, où le pouvoir appartient au couple payeur-État.

«Le marché n'est pas adapté à la santé», dit-il. Mais qui n'a jamais prétendu le contraire à part quelques libertariens sans réelle influence? Dès les années 1950, Kenneth Arrow, considéré comme «père de l'économie de la santé», l'écrivait dans un article fameux et, même aux États-Unis, les activités d'assurance et de production de soins ont toujours été réglementées par l'État, parfois même plus sévèrement qu'en Europe. C'est des États-Unis que sont venues les législations sur la mise sur le marché des nouveaux médicaments, les techniques d'évaluation de la qualité des soins, les premières associations revendicatives de patients, etc. Il ne faut pas tomber dans ce travers hexagonal consistant à caricaturer le modèle US. La question n'y est pas «marché ou pas marché?» mais «quel degré de régulation du marché?». Et tout l'enjeu de la réforme Obama était précisément d'accentuer la régulation du secteur assurantiel privé en interdisant la résiliation unilatérale des contrats au motif des «conditions préexistantes», en prohibant l'instauration de plafonds de prise en charge, en obligeant les assureurs à couvrir les «mauvais risques», etc.

«Le marché conduit à privilégier les activités rentables». Voilà une proposition qui est soit fausse soit banale. Elle est banale car personne, marché ou pas marché, n'a vocation à perdre de l'argent. Mais elle est fausse en ce sens qu'aucune activité hospitalière n'est rentable en soi. Elle ne l'est qu'en fonction de la tarification qui lui est appliquée. Si certaines tarifications sont plus favorables que d'autres, cela est imputable soit à une volonté explicite de l'État d'inciter les établissements à développer les activités correspondantes (par exemple la chirurgie ambulatoire), soit à une mauvaise appréciation des coûts réels que doivent couvrir les tarifs. Dans le premier cas, cela relève d'une économie administrée plus que du «marché»; dans le second, cela se corrige par tâtonnements successifs à travers ces multiples versions du tarif qui agacent le Pr. Grimaldi!

Mais pour revenir à la question de la régulation, je me bornerai à rappeler qu'en France, dans les décennies 1960 à 1980, profitant de conditions économiques favorables, les soins n'étaient pas réellement «régulés». Il n'y avait pas de vraie régulation marchande : les assurés n'avaient pas le choix de leur assureur, les primes (cotisations) n'étaient pas fonction du risque, les prix étaient administrés, la concurrence limitée et les professions de santé étroitement réglementées. Mais, il n'y avait pas non plus de réelle régulation publique : l'hôpital s'auto-administrait, les médecins prescrivaient sans contraintes, les caisses payaient à guichet ouvert et l'État était fort silencieux. Pas ou peu de mesure de la qualité des soins, peu ou pas d'évaluation et de contrôle des pratiques médicales, peu ou pas de contrôle des prescriptions, peu ou pas d'organisation des filières de soins, peu ou pas de coopération entre professionnels, etc. La régulation publique se limitait à l'administration des prix et des honoraires – avec la limite du secteur II à honoraires libres – ainsi qu'à la fixation de normes quantitatives qui allaient vite devenir très pénalisantes : le funeste «numerus clausus» – je suis d'accord avec Grimaldi sur ce point – et la non moins nuisible «carte sanitaire» qui a heureusement disparu et qui a conduit à un dramatique sous-équipement de notre pays en imagerie médicale.

Cette situation a pris fin au début des années 1990 quand a commencé à émerger un «paradigme gestionnaire» que le Pr. Grimaldi qualifie de «néolibéral» mais qui est en réalité surtout étatique.

## Régulation marchande ou financement privé ?

Mais, objectera-t-on, comment peut-on parler de renforcement de la régulation étatique alors que, comme le rappelle le Pr. Grimaldi, on a multiplié ces dernières années les appels au paiement direct des ménages (euro de solidarité, franchises médicales, forfait hospitalier, déremboursements) et que la part des assurances complémentaires a (légèrement) augmenté ?

Eh bien, il ne faut pas confondre régulation marchande et financement privé ! Il a toujours existé dans le système de santé français une part de financement privé. Certains biens et services de santé ne sont pas remboursés (les implants dentaires « hors nomenclature » par exemple) et une « participation de l'usager » sous forme d'un « ticket modérateur » proportionnel a été instaurée dès l'origine. Ce qui s'est amorcé très tôt, dès les années 1950, et ce qui s'est poursuivi en s'accentuant ces dernières années, c'est la différentiation de cette participation. Elle a été allégée pour les 9 millions de personnes, soit 15 % de la population, qui bénéficient du statut des « affections de longue durée » (ALD) et qui sont prises en charge à 100 % par l'assurance-maladie. Elle s'est au contraire alourdie pour le reste de la population dont la dépense de santé est très inférieure. Le taux moyen de participation (9 %) recouvre des situations très différentes selon la gravité de la pathologie et les ressources des individus. Le patient pauvre, sur lequel s'apitoie le Pr. Grimaldi, qui présente plusieurs pathologies chroniques et qui gagne le SMIC est sans doute mieux couvert que quiconque s'il cumule ALD et CMU. Cela ne veut pas dire qu'il est le mieux soigné car l'accès aux soins ne dépend pas que des variables financières, loin de là. Mais il ne faut pas tomber dans un misérabilisme excessif.

Le problème serait plutôt du côté des patients des classes moyennes et supérieures sans pathologie grave. Ceux-ci risquent effectivement d'être appelés à contribuer davantage au coût de leurs soins. Je conçois fort bien que cette évolution soit problématique au regard des valeurs d'universalité de notre protection sociale. Si les missions de l'assurance-maladie publique devaient changer et si elle devait à l'avenir concentrer ses efforts sur les seules pathologies graves et les patients économiquement défavorisés, ce ne serait peut-être pas scandaleux au regard des critères de justice sociale et cela pourrait même améliorer la couverture sociale des moins favorisés grâce à l'effort contributif des plus favorisés, mais cela nécessiterait à tout le moins un grand débat national. Notre système fonctionne sur des principes qui tendent à s'éloigner de ceux de 1945. Ces principes ne sont pas nécessairement plus injustes ni nécessairement plus «libéraux», bien au contraire. Mais ils n'ont jamais été ni explicités ni approuvés, et c'est là que le bât blesse.

## Une droite plus étatiste que libérale

Quant au choix entre régulation marchande et régulation publique, notre système a toujours combiné les deux. Il existe des éléments de concurrence dans notre système : concurrence entre offreurs de soins – que ces derniers n'apprécient guère – concurrence entre assureurs complémentaires, etc. Mais c'est une concurrence organisée, notamment la première : un monopole d'exercice est garanti, l'entrée sur le «marché» est réglementé, les prix sont administrés (à quelques exceptions près), la publicité est interdite, etc. Certains, jugeant ces restrictions abusives, ont demandé leur suppression. Le rapport Attali de 2008 sur la «Libération de la croissance française» suggérait une dérégulation de la profession de pharmacien avec la suppression du monopole de la vente des médicaments sans ordonnance et l'ouverture du capital des officines à des non-pharmaciens. Cette proposition a été l'une des rares à être rejetées d'emblée, sans discussion, par le gouvernement « néolibéral » de M. Sarkozy : l'idée d'une dérégulation des professions de santé n'est pas très populaire dans la majorité gouvernementale !

Autre exemple, celui des dépassements d'honoraires qui chagrinent beaucoup le Pr. Grimaldi (en ville plus qu'à l'hôpital !). L'État avait fixé un ultimatum aux caisses d'assurance-maladie et aux syndicats de médecins libéraux pour trouver une solution par voie conventionnelle avant le 15 octobre 2009. Ceux-ci ont accouché d'un accord portant création d'un « secteur optionnel » ouvert aux chirurgiens, aux anesthésistes et aux gynécologues-obstétriciens (les disciplines qui dépassent le plus). Les adhérents (volontaires) se seraient engagés à pratiquer 30 % de leurs actes au tarif opposable et, pour les 70 % restant, à limiter les dépassements à 50 % du tarif conventionnel. En échange, ils auraient bénéficié de la prise en charge d'une partie de leurs charges sociales par la Sécurité sociale (comme c'est le cas, rappelons-le, des médecins du secteur 1). Cet accord, qui constituait un premier pas, a été jugé insatisfaisant : trop peu attractif pour les praticiens du secteur II et trop favorable aux praticiens du secteur I. Ceux-ci s'y seraient engouffrés, vidant ainsi le secteur à honoraires opposables. L'État ne l'a donc pas avalisé et il a renvoyé leur copie aux négociateurs, priés de trouver un accord plus satisfaisant. Si le but ultime et véritable du gouvernement était de « transférer des coûts de la solidarité vers les ménages », pourquoi n'a-t-il pas saisi l'occasion en or que lui offrait le « secteur optionnel » en bénéficiant, de surcroit, de la bénédiction des partenaires conventionnels, caisses et syndicats ? Il y aurait-il quelque chose de pourri au royaume des néolibéraux ? Ou les choses ne seraient-elles pas plus complexes ?

Il y aurait encore beaucoup à dire mais je clôturerai ici ce commentaire. On aura compris mon argument. Le texte du Pr. Grimaldi a été écrit à plusieurs mains : par un « Grimaldi imprécateur » qui vitupère contre un complot néolibéral qui n'existe pas, par un « Grimaldi orthodoxe » qui propose des réformes si raisonnables qu'elles sont pour la plupart déjà en route… et peut-être par un troisième Grimaldi, un « Grimaldi praticien hospitalier » qui se désole d'un univers qui tend à disparaître et auquel on le sent passionnément attaché. J'ai une certaine sympathie pour ce dernier, un assez large accord avec le deuxième et une franche opposition avec le premier !

# Les vessies et les lanternes

**André Grimaldi**

À en croire Claude Le Pen, pour continuer à perfectionner notre système de santé, un des meilleurs du monde, il convient d'en changer le mode de financement et de gestion grâce à une étatisation progressive remettant en cause «l'autonomie sociale» et «l'autonomie médicale». Selon lui, le processus, déjà largement entamé, se heurte au conservatisme des organisations syndicales accrochées à la fiction d'une gestion paritaire de la Sécurité sociale, et au corporatisme des médecins, qu'il s'agisse des médecins libéraux défendant leur liberté d'installation et de tarification, ou des médecins hospitaliers nostalgiques d'un passé où le pouvoir médical l'emportait sur l'intendance. Ce corporatisme et ce conservatisme réunis affoleraient la population en annonçant le déclin de notre système de santé. Le seul tort des gouvernants, droite et gauche réunies, appliquant à quelques détails près la même politique de santé, serait finalement d'étatiser notre système sans oser le dire clairement.

## Un mal français : la grogne !

Claude Le Pen estime que les professionnels de santé accusent un peu trop facilement les pouvoirs publics de favoriser le déclin du système de santé « par incompétence, maladresse ou idéologie ». Il nous met en garde contre « l'exercice national devenu commun et dangereux, qui incrimine les politiques en mêlant indistinctement les uns et les autres et qui s'alimente aux échecs de plans de maîtrise ou aux ratés de politique de santé publique pour dévaloriser la fonction politique dans son ensemble ». La démagogie populiste est effectivement à déconseiller. Force est cependant de constater que, de 1988 à 2003, pour lutter contre la « pléthore médicale », la Sécurité sociale a financé le départ à la retraite anticipé de 10 000 médecins de plus de 57 ans. On s'est ensuite aperçu qu'il y avait en fait une pénurie de médecins et on a importé 10 000 médecins étrangers. Incompétence ? Maladresse ? Ou idéologie ? Le ministre Douste-Blazy avait promis un dossier médical partagé qui allait révolutionner la médecine et permettre le retour à l'équilibre de la Sécurité sociale. On l'attend toujours ! Incompétence ? Maladresse ? Ou simple vantardise ? Plus récemment, on a vu une ministre déclarer la guerre à la grippe H1N1 et partir au combat sans ses troupes, c'est-à-dire sans les médecins généralistes ni les hospitaliers, pour ensuite réquisitionner les internes des hôpitaux et les envoyer vacciner dans des gymnases le plus souvent vides. Plusieurs centaines de millions d'euros ont été gaspillées. Incompétence ? Maladresse ? Ou idéologie ? La liste pourrait être longue. Et quand Madame Bachelot affirme et réaffirme sur les ondes qu'elle n'a pas diminué et ne diminuera pas les effectifs des personnels hospitaliers, il ne s'agit ni d'une maladresse, ni d'une incompétence, mais tout simplement d'une contre-vérité.

## Illusion ou réalité ?

Claude Le Pen oppose au vécu dépressif de la population et des professionnels de santé une réalité beaucoup plus enviable, mais évite de se poser la question des raisons de cette distorsion. La question n'est pas en effet de savoir si on est mieux soigné aujourd'hui qu'avant, si l'espérance de vie est plus grande aujourd'hui qu'avant, et si la mortalité infantile est plus faible aujourd'hui qu'avant. La réponse est Oui. La vraie question est celle du décalage entre les besoins de santé perçus par les citoyens et leur satisfaction. Certes, la CMU a permis un accès aux soins des plus pauvres, et la prise en charge des maladies aiguës graves (cancer, greffes d'organes, accidents cardiovasculaires, sida, diabète insulino-dépendant, polyarthrite rhumatoïde...) n'a cessé de s'améliorer, mais les progrès techniques rendent plus criants les défauts majeurs de notre système de soins dans plusieurs domaines.

L'embouteillage des urgences hospitalières, conséquence en partie de la désorganisation de la médecine de ville, fait régulièrement la Une.

Si la médecine technicienne réalise des prouesses, la médecine prescriptive, normative, est inadaptée à la prévention, à la gestion d'une maladie chronique ou à l'adaptation à un handicap.

La fin de vie reste très souvent honteusement «inhumaine» en raison du manque de centres de soins palliatifs, alors que 70 % des Français meurent à l'hôpital. Il s'agit à l'évidence d'une question majeure relevant de choix non seulement techniques, mais aussi éthiques. Quelle est la réponse d'une société marchande transformant l'hôpital en «entreprise» et le médecin hospitalier en «agent économique», au problème posé par la prise en charge de la fin de vie ?

La question la plus inquiétante est celle de l'aggravation des inégalités, non seulement territoriales mais plus encore sociales, face à la maladie, parallèlement à l'augmentation spectaculaire des inégalités dans le pays. En effet, l'égalité d'accès des citoyens, quel que soit son statut social, à des soins de qualité fait partie de l'idéal de notre vieille République. Du moins est-ce évident pour chacun lorsqu'il s'agit de la santé de son enfant ou de celle de ses parents. Il ne s'agit pas de vouloir être soigné de la même façon que les plus riches des riches qui sont d'ailleurs en général assez mal soignés en raison même de leur fortune qui les amène à croire que plus c'est cher mieux c'est, et que quatre médecins valent mieux qu'un, quand ils ne recourent pas à des charlatans, croyant ainsi échapper au sort commun. Il s'agit plus simplement de l'égalité d'accès entre les citoyens ordinaires. Si on excepte les bénéficiaires de la CMU et les patients inscrits en affections longue durée (ALD), le taux de remboursement des soins courants par la Sécurité sociale n'est plus que de 50 %, avec un taux beaucoup plus faible pour les soins dentaires et d'optique, si bien que beaucoup y renoncent, d'autant que le coût des assurances complémentaires, mutuelles et assurances privées, n'a cessé d'augmenter. Même lorsqu'on parle de prise en charge à 100 % pour les affections de longue durée, il s'agit d'un abus de langage. Le reste à charge pour ces patients prétendument pris en charge à 100 % est en réalité compris entre 500 et 1 000 euros par an. De plus, les dépassements d'honoraires en ville se sont considérablement étendus au point de représenter plus de 2 milliards d'euros par an. 85 % des médecins et chirurgiens des cliniques privées demandent des dépassements d'honoraires. Les cliniques privées à but lucratif représentent 25 % des hospitalisations en France, ce qui place notre nation au premier rang des pays européens en la matière. Or, le reste à charge pour les patients est trois fois plus élevé en clinique qu'à l'hôpital. La première mesure prise par le gouvernement du président Sarkozy a été d'augmenter les franchises médicales qui avaient été mises en place par le gouvernement de Jean-Pierre Raffarin. Ces franchises représentent en réalité une triple peine pour les patients : 1) vous êtes malade, 2) vous payez, 3) vous payez également pour les autres patients, puisque d'après le gouvernement ces franchises étaient censées financer le plan Alzheimer, le plan cancer et le plan «soins palliatifs de fin de vie». Claude Le Pen à l'époque s'était félicité de l'augmentation de ces franchises dans un article provocant intitulé «Vive la franchise médicale!» paru dans *Le Monde* du 16 juin 2007. Il a également approuvé l'augmentation du forfait hospitalier à 18 euros par jour, qui effectivement conduit certains patients n'ayant pas de mutuelle à renoncer à des hospitalisations nécessaires.

Cette réalité est complètement absente de la démonstration de Claude Le Pen: «On ne rationne pas les soins en France!», nous dit-il : «À force d'entendre parler de plans d'économies, de déremboursement de médicaments, de fermetures ou de restructurations d'hôpitaux, de désertification médicale, l'opinion publique est en droit de penser que le gouvernement s'efforce par tous les moyens de dépenser moins pour la santé, de faire baisser les dépenses de santé, de faire des "économies de santé" comme on dit parfois. Si c'était le cas, ces efforts seraient vains car il faut le rappeler, la France reste le pays qui dépense le plus pour la santé dans le monde, à la seule exception des États Unis dont on conviendra que ce n'est pas un modèle. Selon l'OCDE, la santé absorbe 11 % du PIB en France, soit un point de plus environ que ces suivants immédiats : l'Allemagne, l'Autriche, la Belgique, le Canada, le Danemark, les Pays-Bas, la Suisse, la Suède, etc.» Certes, le gouvernement ne cherche pas à faire baisser les dépenses de santé en général, mais seulement à faire baisser les dépenses publiques de santé. La formulation selon laquelle «la France est le pays qui dépense le plus pour la santé à l'exception des États-Unis», est quelque peu tendancieuse. Il serait plus juste de dire que la France arrive en deuxième position avec 11 % du PIB, loin derrière les États-Unis qui dépensent 16 à 17 % du PIB, mais il n'est pas exact d'affirmer que nous dépensons « un point de plus que nos voisins », puisque selon les données de l'OCDE, la Suisse dépense 10,8 %, l'Allemagne 10,4 %, la Belgique 10,2 %, le Canada 10,1 %. Il est vrai que le Japon ne consacre à la santé que 8,1 % de son PIB et l'Angleterre 8,4 %. L'objectivité impose de fournir des résultats non seulement en pourcentage de PIB (dont le calcul lui-même fait l'objet de controverses) mais en valeur absolue, c'est-à-dire en dépenses de santé par habitant exprimées en dollars ou en euros. Les chiffres de l'OCDE 2007 en dollars placent la France, non pas en deuxième, mais en sixième position. Les États-Unis dépensent 7 290 dollars par habitant, la Suisse 4 417, les Pays-Bas 3 837, le Canada 3 895, l'Autriche 3 763, la France 3 601, devant la Belgique 3 595 et l'Allemagne 3 588. Les dépenses de santé en France sont donc élevées mais grossièrement comparables à celles des pays voisins en dehors de l'Angleterre qui avait un système hospitalier vétuste et connaissait des listes d'attente pouvant aller jusqu'à un an (raisons pour laquelle le NHS – National Health Service – n'est pas concerné par le plan d'austérité décidé par le gouvernement). Le fait est que les Français ne jugent pas leur système de santé comme le font les spécialistes de santé publique. Pour eux, la réponse à trois questions est essentielle :

1) quand je suis malade, est-ce que j'ai accès rapidement à des professionnels de santé ?

2) est-ce que la qualité des soins est satisfaisante ?

3) combien suis-je remboursé et que reste-t-il à ma charge ?

La réponse à ces trois questions est contradictoire, car si la qualité est globalement bonne, avec cependant une grande disparité, l'accès aux soins devient de plus en plus difficile, à la fois pour des raisons territoriales et sociales, et le reste à charge ne cesse d'augmenter.

Les spécialistes de santé publique se préoccupent, en plus, de deux autres facteurs importants : la prévention des pathologies et l'efficience du système. En matière de prévention, si des progrès importants ont été réalisés en termes de dépistage des cancers et de prévention des accidents cardiovasculaires, les points faibles concernent :

1) le développement de l'obésité et ses conséquences ;

2) l'anxio-dépression et les conduites addictives ;

3) l'augmentation de l'incidence des cancers et des maladies immuno-allergiques ;

4) le risque de grandes épidémiques provoquées par de nouveaux agents infectieux.

Une politique de santé doit donc comprendre deux volets : une politique médicale pour les malades, et une politique de santé publique s'adressant aux bien-portants. Les indicateurs d'efficacité n'en sont pas les mêmes : amélioration de la qualité de l'existence et de l'espérance de vie malgré la maladie pour les patients d'un côté, et allongement de la durée de vie sans maladie ni handicap de l'autre. Claude Le Pen peut affirmer en même temps que « la société française soigne mieux ses malades que ses citoyens » et que « les indicateurs de santé s'améliorent. Est-ce vraiment grâce aux soins médicaux ? N'est-ce pas plutôt l'effet des conditions de vie et de travail comme le montrent certains sociologues et épidémiologistes ? » La contradiction n'est qu'apparente. Quant à l'efficience de notre système de santé, tout le monde est d'accord pour dire qu'elle est largement améliorable, puisqu'on considère que 25 % des actes médicaux non seulement sont inutiles, mais n'ont pas de justification. La question essentielle pour améliorer l'efficience devient : le mode d'organisation et de financement favorise-t-il ou non le développement des actes médicaux inutiles ?

## Quel est le fond du débat ?

S'agit-il, comme semble le croire Claude Le Pen, du débat entre « autonomie sociale » incarnée par la Sécurité sociale, gérée par les partenaires syndicaux, et étatisation, prolongeant le vieux débat de 1945 entre bismarckiens (partisans des assurances sociales) et beveridgiens (étatistes) ? Ou plutôt, comme nous le pensons, du débat entre partisans du financement par la solidarité nationale et partisans d'une privatisation partielle ? L'étatisation de la Sécurité sociale est effectivement en marche et au fond souhaitable, dans la mesure où son financement ne relève plus seulement de cotisations patronales et salariales (« le salaire différé ») tributaires de la conjoncture économique. L'impôt, par l'intermédiaire de la CSG, y participe en effet largement. De plus, un financement basé sur les seules cotisations est injuste, dans la mesure où il pénalise les entreprises employant beaucoup de main d'œuvre et où il ne concerne pas les revenus du capital ou les stock-options. Leur contribution à hauteur des revenus salariaux rapporterait 3 milliards d'euros par an selon la Cour des comptes en 2007. Alors que le paritarisme et la cogestion de la Sécurité sociale sont devenus un mythe, le maintien de la dualité État–Sécurité sociale a l'inconvénient de séparer le financeur et le décideur. On pourrait donc proposer une « nationalisation », avec une cogestion par l'État, les représentants des usagers dont les confédérations syndicales et les associations de patients, et les représentants des professionnels de santé. Cette « nationalisation » devrait permettre de mettre à contribution l'ensemble des revenus (ceux du travail comme ceux du capital), et on pourrait non pas choisir comme le propose Claude Le Pen entre redistribution horizontale (entre bien portants et malades) et redistribution verticale (entre riches et pauvres), mais mettre en place une redistribution à la fois horizontale et verticale. Le financement serait ainsi progressif «comme pour l'impôt sur le revenu, où les riches paient proportionnellement plus que les pauvres».

Claude Le Pen écrit que la logique de la Sécurité sociale est «une logique assurantielle». L'expression prête à confusion. Il s'agit d'une assurance payée par la solidarité. On paye en fonction de ses moyens, et on reçoit en fonction de ses besoins. La logique assurantielle consiste au contraire à faire payer chacun en fonction de ses risques. On peut, comme pour l'automobile, rendre une assurance-santé obligatoire, définir des bonus ou des malus censés «responsabiliser» le client, mais il s'agit d'une assurance individuelle ne garantissant pas vraiment l'accès de tous à un droit, indépendamment des moyens de chacun, comme l'ont montré les difficultés du Président Obama avec les assureurs de santé américains. L'étatisme de Claude Le Pen interpelle. Dans son livre *Les Habits neufs d'Hippocrate, du médecin artisan au médecin ingénieur*, il reprend le credo néolibéral : «l'État, les Français le savent, est un piètre gestionnaire et gérer la santé constitue à l'évidence une tache qui risque de le dépasser. Qui a envie d'un Gosplan pour la santé?» Il se prononce en faveur «d'un grand service public d'assurance-maladie dont la gestion serait déléguée à des institutions de statuts divers publics mutualistes ou privés [...] Peu importe le statut juridique au sens strict. Seule compte la capacité à s'insérer dans un jeu concurrentiel tirant sa légitimité – et ses ressources – de la demande libre des assurés».

Contrairement à Claude le Pen, nous pensons qu'un système de solidarité redistributive suppose une égalité des prestations, que l'assuré social soit riche ou pauvre. Conditionner les prestations au niveau de revenus, ce serait ouvrir toutes grandes les portes aux mutuelles et surtout aux assureurs privés en leur offrant les clients solvables, et en les autorisant à participer directement à l'organisation du système de soins. Inévitablement, cela transformerait l'accès aux soins des plus pauvres, non pas en un droit citoyen, mais en une charité, que les moins pauvres trouveraient forcément excessive. Ce serait en réalité faire un pas non justifié, ni médicalement, ni socialement, ni économiquement, vers le système américain. Claude Le Pen oppose équité et égalité et propose plus d'équité au prix de moins d'égalité alors nous sommes partisans de plus d'équité pour plus d'égalité. Il invite ainsi l'opinion publique à «renoncer à un certain égalitarisme dans l'accès aux soins au profit d'un modèle plus élitiste où le financement public est concentré sur la partie la plus défavorisée de la population, soit médicalement soit socialement». Reste que la collectivité devrait selon nous définir ce qu'elle rembourse intégralement, selon le principe du «juste soin au juste coût» et ce qu'elle ne rembourse pas ou ne rembourse plus, par exemple, les cures thermales, les «me too» (médicament identique, mais en général plus cher, qu'un médicament déjà existant).

Faire croire que le gouvernement poursuit une politique d'étatisation du système de santé, c'est ne révéler que la moitié de la réalité. Certes, les principes de la médecine libérale ont été depuis 1945 en partie relativisés. La liberté de prescription est maintenue, mais les médecins doivent pouvoir justifier leurs prescriptions notamment par rapport aux recommandations et aux données scientifiques actualisées. La liberté du choix du médecin par le patient est contenue par l'existence du médecin traitant, mais la liberté d'installation n'a pas été modifiée, malgré deux tentatives de Madame Bachelot, suivies d'un recul précipité, de peur de susciter la colère des internes et de s'aliéner les médecins libéraux. Reste qu'il est impossible de changer les règles en cours de partie et de demander à des jeunes médecins de s'installer dans des régions désertées où il n'y a pas d'hôpital public, où les services publics ont été supprimés, et où il n'est pas sûr que leur conjoint puisse trouver du travail. Quant à la liberté tarifaire, elle n'a pas été réduite mais accrue par la réforme Douste-Blazy qui a ouvert les vannes aux dépassements d'honoraires pour les médecins spécialistes, si bien que 46 % des médecins spécialistes libéraux fixent eux-mêmes leurs tarifs. Plus récemment, pour des raisons électorales, le Président Sarkozy n'a cessé de témoigner sa sollicitude vis-à-vis des difficultés d'exercice des médecins libéraux.

## HPST comme Janus

De même, la loi « Hôpital, patient, santé, territoire » dite HPST a deux visages :

- d'un côté étatisation ou plutôt politisation extrême avec nomination par le gouvernement, c'est-à-dire par le président de la République, des 26 directeurs d'ARS, véritables préfets sanitaires aux ordres du président et révocables à chaque Conseil des ministres. Gérer la politique de santé au niveau des territoires et regrouper la prévention, le handicap, le sanitaire et le social semble *a priori* judicieux, sous réserve que ces ARS ne deviennent pas des usines à gaz pléthoriques, à moins que l'objectif ne soit de les transformer à terme en simples centrales d'achats de prestations soumettant des appels d'offres à de multiples institutions publiques et privées concurrentielles. Quant à l'entrée dans les conseils de surveillance des ARS et des hôpitaux, des représentants d'associations de patients, c'est une bonne chose, mais de là à parler de « cogestion État-associations » de patients, il y a plus que de la marge ! Surtout, cette entrée ne saurait masquer la relativisation de la place des élus au profit de personnalités dites « qualifiées », marquant un net recul démocratique ;
- l'autre face de la loi HPST est bien celle de la porte ouverte à la privatisation. On n'y parle plus de « service public hospitalier », mais seulement « d'établissements

de santé », quel que soit leur statut (public, privé à but lucratif ou privé à but non lucratif), on coupe en fines tranches les missions de service public afin de pouvoir les vendre à la découpe. Bien que « la formation du cursus des directeurs se soit considérablement améliorée et que le corps soit aujourd'hui de bonne qualité », la loi HPST prévoit que les directeurs d'hôpitaux pourront désormais venir du privé, et être recrutés sur simple CV. Ainsi les nouveaux directeurs n'auront aucune connaissance non seulement de la médecine mais de la santé publique, et ne sauront à peu près rien du métier des professionnels qu'ils seront censés diriger. Peu importe puisque l'hôpital est une entreprise ! Ces directeurs venant du privé, seront recrutés sur CDD avec un contrat public, mais un salaire hors fonction publique, en grande partie variable selon les résultats financiers de l'hôpital, ce qui s'appelle en bon français « instaurer un conflit d'intérêt ». Ils pourront ainsi augmenter leurs revenus en diminuant le nombre d'infirmières ou en fermant des services jugés non rentables même s'ils sont par ailleurs utiles. Pour couronner le tout, les nouveaux directeurs pourront être relevés de leur fonction à tout moment par le directeur de l'ARS, sans droit d'appel. La loi prévoit également que des médecins libéraux puissent être payés en honoraires, à l'hôpital comme en ville.

Contrairement à Claude Le Pen, je ne pense pas qu'il y ait une continuité de politique de santé allant d'Alain Juppé à Nicolas Sarkozy en passant par Lionel Jospin. Le gouvernement de Nicolas Sarkozy représente, en cette matière comme en d'autres, une vraie rupture. Reconnaissons le mérite au président de le dire clairement en expliquant que la Sécurité sociale ne peut plus financer l'ensemble des besoins de santé, qu'une part de plus en plus importante doit être prise en charge par les mutuelles et les assureurs privés, les uns en concurrence avec les autres, mais les uns et les autres réclamant ensemble de pouvoir organiser le système et d'en obtenir la gestion dès le premier centime.

## Du PMSI à la T2A, et de la T2A au tarif unique

Le lecteur aura bien compris qu'il existe trois modes de financement théorique des hôpitaux : le prix de journée, le budget global, et le paiement à l'acte ou à l'activité, chacun ayant des avantages et des inconvénients. Le bon sens voudrait qu'on utilise les différents modes de financement concomitamment de façon à ce qu'ils soient adaptés au mieux à la pratique médicale. Indiscutablement, le prix de journée est par exemple le mieux adapté au financement des hospitalisations en centres de soins palliatifs. Le budget global avait le double avantage de permettre une prévision budgétaire d'une année sur l'autre et de laisser une relative liberté de répartition au sein dudit budget. On lui a reproché de ne pas prendre en compte assez l'activité, ce qui était parfaitement possible dès lors qu'on disposait du PMSI (programme de médicalisation des systèmes d'information). Encore faut-il bien sûr se contenter d'une approximation de la mesure de l'activité et prévoir un budget spécial pour les médicaments et dispositifs innovants et coûteux dont le financement doit se faire sur une ligne budgétaire spécifique, comme c'est d'ailleurs le cas aujourd'hui. En transformant le codage PMSI en tarif T2A, on est passé d'une évaluation grossière de l'activité ne prenant en compte ni la qualité ni même l'indication des soins mais permettant de moduler un budget global, à un financement individuel par malade. On a ainsi inventé le malade rentable et le malade non rentable. Pour éviter les distorsions les plus criantes, il a fallu complexifier le codage, et donc y consacrer de plus en plus de temps et de personnels, médecins et secrétaires. En plus du temps consacré à chaque service, la Pitié-Salpêtrière paye 2 médecins praticiens à plein temps pour s'occuper uniquement du codage T2A. Personne n'a bien sûr calculé le coût de cette machinerie comptable auquel il faut ajouter le coût des contrôles par les médecins-conseils de la Sécurité sociale. Ces contrôles sont en effet rendus indispensables par le conflit d'intérêts induit par la T2A reproduisant à l'hôpital le conflit d'intérêts bien connu du paiement à l'acte en ville que dénonce par ailleurs justement Claude Le Pen.

La T2A est adaptée à ce qui est facilement mesurable avec une variation très faible d'un établissement à l'autre. C'est le cas des procédures techniques simples programmées, par exemple des séances de dialyse. En revanche, elle est très mal adaptée aux pathologies complexes où derrière le même nom, par exemple diabète, il existe une extrême variabilité de situations. En vérité, il existe 10000 pathologies recensées avec 3 à 4 facteurs de gravité auxquels il faut ajouter les co-morbidités et les facteurs psychologiques et sociaux. Faire rentrer tout cela dans 500 «groupes homogènes de séjour» n'est pas un défi mais une imposture ! Il faudrait parler de groupes «hétérogènes» de séjour. C'est si vrai qu'on est passé en 5 ans de 500 à 2250 groupes homogènes de séjour. Quand Claude Le Pen estime que «dorénavant chaque patient amène à l'hôpital la ressource nécessaire pour le traiter ! Un patient égal un budget approprié à son traitement. Le nombre de patients augmente de manière imprévue, la ressource suit automatiquement. Le spectre du rationnement est définitivement écarté», il oublie de prendre en compte par exemple les hospitalisations en urgence. Pour que les malades puissent être hospitalisés en unité de soins intensifs de cardiologie, il faut qu'il y ait en permanence des lits disponibles. En conséquence, ces lits doivent être financés avant même l'arrivée du malade. De surcroît, une structure médicale de référence n'a forcément pas le même coût pour la prise en charge d'un même malade qu'une structure de premier recours. En outre, la T2A a par nature une logique inflationniste. Il suffit de dire que, lors de son instauration, par un simple jeu d'écriture, le chiffre d'affaires des cliniques privées commerciales avait augmenté de 9%. Pour optimiser l'activité, il faut d'abord optimiser le codage, c'est-à-dire choisir les codes les plus rentables et donc augmenter autant que possible la facture à la Sécurité sociale. Pour limiter ce caractère inflationniste, le gouvernement fixe un objectif national de dépenses de santé. Il sera l'an prochain globalement de 2,9%, l'année suivante de 2,8%. En réalité, il sera plus bas pour les hôpitaux, environ à 2,7%, tandis que les tarifs ont été calculés sur la base d'une anticipation d'un accroissement de l'activité des hôpitaux de 1,7%, c'est-à-dire que pour rester en équilibre, un hôpital devra augmenter son activité de 1,7% à coûts constants. Cependant, l'augmentation prévue des charges des hôpitaux est estimée à 3,5%. Le déficit de nombreux hôpitaux est donc programmé. Pour restaurer un équilibre budgétaire, il leur faudra diminuer encore des emplois au risque de diminuer l'activité et de rentrer dans une spirale «déflationniste». Le CHU de Nantes par exemple, qui a réussi à supprimer 400 emplois, a dû fermer en juillet les blocs opératoires pendant 3 semaines au plus grand profit des cliniques privées commerciales. Claude Le Pen brocarde les médecins hospitaliers : «en facturant des GHS comme leurs confrères de ville facturent des C, ils se libéralisent! Horreur!». Étonnant pour quelqu'un qui annonce apparemment sans regret la mort de la médecine libérale! Oui, effectivement, horreur, quand un médecin généraliste est contraint pour maintenir son revenu de voir un patient diabétique neuf fois par an seulement pour renouveler l'ordonnance. Oui, horreur quand, pour augmenter l'activité, on transforme une hospitalisation longue en deux hospitalisations courtes successives. Horreur quand les directeurs d'hôpitaux cherchent à développer la chirurgie de l'obésité «parce qu'elle est rentable», horreur lorsque l'hôpital Saint-Joseph de Paris ferme le service des maladies infectieuses «parce qu'il n'est pas rentable» en oubliant au passage de prévenir les patients suivis pour leur SIDA. Horreur encore lorsque certains, constatant que les consultations médicales hospitalières sont sous-financées, font le calcul que pour être rentables elles ne devraient pas durer plus de 12 minutes. La tarification à l'activité favorise en effet une conception marchande de la médecine et la transformation de l'hôpital en hôpital-entreprise, ou plus exactement en clinique privée commerciale. Les hôpitaux, comme les cliniques privées, se mettent à «externaliser» un certain nombre de prescriptions (par exemple les bilans pré-opératoires), à faire sortir plus rapidement les patients voire à les sélectionner. Ainsi, les cliniques privées commerciales consacrent 2/3 de leur activité à 95 pathologies ne représentant qu'1/3 de l'activité des hôpitaux publics. Ajoutons encore que les établissements privés font payer au malade tous les services hôteliers et d'abord la possibilité d'avoir une chambre seule pour la modeste somme moyenne de 100 euros par jour. Certains hôpitaux s'y sont mis! Comme si c'était un luxe, quand on est malade, d'être dans une chambre seule. Où s'arrêtera cette dictature de l'argent?

Claude Le Pen reprend à son compte l'antienne des cliniques privées prétendant coûter nettement moins que l'hôpital public. Il accuse la Fédération des hôpitaux de France (FHF) représentant les hôpitaux publics, de «dépenser beaucoup d'efforts pour expliquer que cette différence n'est pas illégitime et qu'elle tient essentiellement aux tâches de service public». Il n'a apparemment pas remarqué que c'est la Fédération de l'hospitalisation privée (FHP) qui a lancé sa deuxième vague de publicité grand public (affichages sur les abris bus et les colonnes Morris, publicité à la radio, à la télévision et dans les journaux) pour expliquer aux Français qu'en préférant les cliniques privées commerciales à l'hôpital public, ils permettraient à la Sécurité sociale d'économiser 15 milliards d'euros sachant que pour la même prestation, ils coûteraient 27 % moins cher à la Sécurité sociale (il y a 6 mois, ils prétendaient coûter 37 % moins cher !). Rappelons qu'en France, la publicité commerciale est interdite aux médecins et aux industriels de santé. Verra-t-on demain la Pitié-Salpêtrière ou l'hôpital Cochin faire de la publicité pour attirer le « client » ? Chaque vague publicitaire de la FHP coûte, paraît-il, 300 000 euros. D'où vient cet argent ? Sûrement du bénéfice que retirent les cliniques privées du financement qu'elles reçoivent de la Sécurité sociale qu'elles prétendent sauver. La FHP vient même d'adhérer au MEDEF car, comme l'explique son président, Monsieur Jean-Loup Durousset, « nous ne doutons pas que l'organisation de Laurence Parisot nous soutiendra dans notre combat pour l'harmonisation des tarifs entre hôpitaux publics et cliniques et hôpitaux privés ». La T2A est une modalité technique de financement avec ses avantages et ses inconvénients, mais elle est employée en France avec la volonté politique d'en faire un prix de marché administré, qui devra s'appliquer à tous les établissements de santé quels que soient leur statut, leur taille, leurs missions, leurs contraintes. L'opération de la cataracte réalisée en clinique commerciale ouverte de 8 h à 18 h ne faisant pratiquement que cela et fermant au mois d'août coûtera forcément moins cher que la même opération réalisée dans un service d'ophtalmologie hospitalier s'occupant de nombreuses autres pathologies, recevant des urgences, ouvert 24 h sur 24, 365 jours par an et formant des étudiants et des jeunes médecins. Ce n'est donc pas un hasard si ce sont d'abord les CHU qui sont mis en faillite. Le résultat est connu et a été expérimenté avec succès en Allemagne, puisque deux CHU y ont été vendus au privé. Réduire la bonne gestion à la rentabilité T2A comme le fait Claude Le Pen n'explique pas pourquoi 29 sur 31

CHU se sont trouvés en déficit, pourquoi les 2 CHU en équilibre étaient les petits CHU de Limoges et de Poitiers et pourquoi les plus déficitaires étaient les plus gros (Paris, Lyon, Marseille). On attend toujours le rapport de la direction des Hôpitaux comparant l'activité quantitative et qualitative, les missions et les contraintes de Limoges bénéficiaire et de la Pitié-Salpêtrière déficitaire ! Le résultat des comptes ne peut être qu'un indicateur et, contrairement à ce que laisse entendre Claude Le Pen, il ne permet pas de juger la valeur de la prestation d'un hôpital. Encore faut-il comparer ce qui est comparable !

## Une autre conception de la médecine et de l'hôpital

Claude le Pen assume sans détour sa position sur « l'industrialisation de la médecine » et la transformation de l'hôpital en une entreprise comme les autres alors que le Président Sarkozy, faussement naïf, s'exclamait devant un parterre de médecins hospitaliers « L'hôpital bien sûr n'est pas une entreprise. Personne ne défend cela ! ». Claude Le Pen tient bon : « Le gros mot est lâché, mais il n'a en soi rien de péjoratif, sauf à insulter les millions de Français qui travaillent quotidiennement en entreprise, y gagnent normalement leur vie, s'efforcent de faire leur métier du mieux possible et n'ont pas le sentiment de se prostituer ni d'exploiter indûment leurs contemporains ». Le fait de savoir si les banquiers, les traders, les patrons des grandes entreprises ont le sentiment ou non d'exploiter indûment leurs contemporains, est une question intéressante sur le plan psychologique, mais secondaire sur le plan social ou économique. De même, le fait de savoir si les 23 000 visiteurs médicaux qui démarchent les médecins à longueur de journée pour vendre des médicaments plus chers, pas toujours plus efficaces, croient réellement à leur message commercial, ou ont le sentiment d'y être contraints pour gagner leur vie n'est pas le problème qui nous intéresse. Dans *Les Habits neufs d'Hippocrate*, Claude Le Pen défend avec enthousiasme «l'industrialisation de la médecine» qu'il juge inévitable : «Le médecin ne se justifie plus par lui-même mais par sa prestation et plus précisément par la qualité et par le coût de cette dernière. Comme d'autres vendent des voitures ou des biens, il est désormais celui qui vend des actes médicaux, ce qui au regard de son ancien statut, est probablement révolutionnaire». Du coup, le patient lui-même se trouve relégué au statut de client : «le client devient important, la médecine industrielle est aussi l'affirmation d'un consumérisme médical».

Mais transformer le patient en client, c'est oublier que contrairement aux clients d'une entreprise le patient n'a pas choisi d'être client, c'est-à-dire d'être malade. Il est le plus souvent affaibli, en tout cas angoissé. C'est pourquoi la loi oblige les professionnels de santé à demander à tout patient hospitalisé le nom d'une personne de confiance. Existe-t-il d'autres entreprises où les clients doivent désigner une personne de confiance ? C'est aussi pourquoi les médecins prêtent le serment d'Hippocrate où ils s'engagent à soigner non pas en fonction des moyens financiers des patients, mais seulement en fonction de leurs besoins. Très précisément, ils s'engagent à soigner gratuitement l'indigent. C'est pourquoi, lorsqu'on apprend que des médecins refusent de soigner des patients ayant la CMU, cela provoque l'indignation générale.

Pour que les choses soient plus claires encore, Claude Le Pen revendique le regard froid du médecin technicien «le médecin ne soigne pas quelqu'un pour lequel il a de la compassion. Pour soigner quelqu'un il faut une certaine distance. Si je ressens de l'empathie pour cet individu, je n'ai plus la distance nécessaire pour pouvoir mener à bien mon expertise [...] Cette médecine moderne technique et industrielle, est en effet conçue pour soigner des «vrais malades» souffrant de dysfonctionnements physiologiques de toutes natures, et pas pour passer du temps avec des gens qui ont envie de parler, de compenser des déficits sociaux, psychologiques, affectifs ou humains [...] Le médecin gère une maladie dont les patients ne sont que le support, et ne les connaît pas. Ils ne sont qu'un genre de livre dans lequel il lit les signes de la maladie».Pour un médecin comme moi spécialiste du diabète, confronté au déni de la maladie et aux difficultés de l'observance thérapeutique, aux handicaps engendrés par les complications chroniques, aux angoisses de la fin de vie, cette conception est terrifiante. Le malaise des professionnels de santé ne tient pas au fait que nous sommes passés «d'un système d'assurance bismarckien à un système d'assistance beveridgien» sans le dire. Il s'explique en revanche par cette remise en cause de l'autonomie professionnelle par les managers et les financiers qui croient que le médecin n'est qu'un technicien dont le métier consiste à appliquer des protocoles. Le progrès des techniques menace en effet de transformer les médecins en techniciens, c'est-à-dire de déshumaniser la médecine. Les malades ne veulent être traités ni comme des enfants incapables de comprendre où est leur bien, ni comme des objets simples porteurs d'organes, ni comme des clients rentables. L'autonomie professionnelle est une garantie pour les patients. Il va de soi qu'elle n'est pas contradictoire avec l'indispensable évaluation comparative des pratiques. Derrière le débat sur le financement de la santé, se cache donc un débat plus profond sur la place de l'homme dans la société : d'un côté l'homme disloqué, objectivé, «marchandisé», de l'autre l'homme à l'irréductible subjectivité, infime partie d'humanité et en même temps l'incarnant tout entière. L'individualité que célèbre la société moderne ne peut réellement s'épanouir si elle ne jouit pas de biens sociaux collectifs tels que l'accès à l'école et à la santé, biens limités et donc précieux, dont il faut user sans abuser mais qu'il faut surtout aujourd'hui défendre.

# Le paradoxe des inégalités

## Claude Le Pen

Dans sa réponse, le Pr. Grimaldi utilise quelques procédés qu'il m'excusera de trouver un peu abusifs. Sa manière, par exemple, de transformer mes analyses en opinions et mes opinions en volontés. Quand je dis «la médecine s'industrialise», Grimaldi traduit : «Claude Le Pen veut industrialiser la médecine!»; quand je dis «Le système de santé s'étatise», il s'indigne : «Claude Le Pen veut étatiser le système!»; quand je dis «la logique assurantielle traditionnelle tend à se transformer en logique d'assistance», il accuse : «Claude Le Pen veut liquider la solidarité!».

Outre qu'il me prête un pouvoir ou une influence improbables, il se trompe sur la nature d'un travail finalement plus universitaire que politique. L'étatisation ou «l'industrialisation» du système de santé sont pour moi des faits sociaux que je crois déceler dans l'évolution historique de ce dernier et vis-à-vis duquel le jugement partisan n'a pas de sens. C'est du même ordre que le vieillissement de la population, la globalisation de la culture ou la technicisation de la médecine. La question n'est pas d'être pour ou contre. La question, c'est la validité du diagnostic, la pertinence de l'analyse, la justesse des explications. Et, si on adhère à la thèse, l'évaluation des effets potentiels sur la santé, sur les coûts et sur les inégalités ainsi que la réflexion sur les mesures appropriées d'accompagnement, d'accélération ou d'infléchissement.

Vers la fin de sa deuxième partie, le Pr Grimaldi me reproche ainsi de «revendiquer le regard froid du médecin technicien» au détriment du regard compatissant du médecin clinicien (le sien). Mais je ne revendique rien du tout! Je ne faisais à l'époque (la longue citation est extraite d'un livre de 1999) qu'analyser cet autre fait social que constituait alors la montée de la fameuse «médecine fondée sur les preuves» («Evidence Based Medicine») qui a suscité, et suscite toujours, des débats passionnés dans la communauté médicale. Je montrais l'ambigüité de la démarche de rationalisation en médecine qui faisait coexister un aspect indiscutablement progressiste (le primat du jugement de compétence sur le jugement d'autorité) et un aspect plus discutable (la possible déshumanisation d'un soin réduit à l'application d'un protocole). C'était même la thèse d'un livre consacré aux contradictions et aux paradoxes du «médecin ingénieur».

Autre procédé, me transformer en un porte-parole syndical. André Grimaldi m'accuse ainsi de reprendre à mon compte «l'antienne des cliniques privées» pour avoir écrit que les tarifs privés étaient inférieurs aux tarifs publics. Ce n'est pas une opinion, c'est un fait! J'ai dit aussi qu'il y avait des raisons à cela, dont certaines étaient légitimes (les missions de services publics, l'urgence, la gravité des patients, etc.) et d'autres moins (la question de la productivité, de l'organisation, du statut des personnels, etc.). Et j'ai ajouté que l'état actuel des systèmes d'information des hôpitaux publics ne permettait guère d'affecter aux unes et aux autres de ces raisons la part exacte qui leur revenait dans le surcoût. C'est en gros la position de la Cour des comptes! Chanterait-elle la même chanson?

N'en déplaise à André Grimaldi, je n'ai pas et je n'ai jamais eu vis-à-vis de ces questions une attitude partisane. J'ai certes, comme tout le monde, des opinions et des convictions, mais rien à «vendre» en dehors de l'idée d'efficience. Je suis, c'est vrai, comme la plupart des mes collègues, un militant de «l'efficience» c'est-à-dire de l'optimisation du lien entre moyens et résultats. Pourquoi? Parce que cette problématique, qui a émergé dans les années 1990, me semble la meilleure façon de concilier un accès aux soins devenu une exigence planétaire et une soutenabilité financière de plus en plus problématique.

Mais cela implique de regarder simultanément les deux plateaux de la balance : les coûts mais aussi les bénéfices. L'économie de la santé a toujours insisté sur la nécessité de ce double regard. Nous ne manquons jamais, mes collègues et moi, de rappeler qu'un bénéfice qui n'est pas spontanément monétaire – la vie humaine, la qualité de vie, le réconfort, l'attention donnée aux malades – ne cesse pas pour autant d'être un bénéfice. Et la valorisation des effets non marchands constitue précisément un des aspects importants de notre travail d'économiste de la santé.

L'ironie c'est que, si le Pr. Grimaldi me voit comme un froid «cost-killer» justifiant les basses œuvres d'un vaste complot administrativo-politique contre les médecins, la médecine et les patients, les «comploteurs» ont parfois la tendance inverse à me considérer comme un avocat – voire un lobbyiste – des professions de santé et des institutions de production de soins. La comptabilité est, on l'oublie souvent, en «partie double». Les professions de santé gèrent l'actif (la production de soins) et les autorités de tutelle surveillent le passif (les coûts). Le point de vue de l'efficience est au milieu. Les réactions d'André Grimaldi témoignent de l'inconfort – assumé – de la position.

Ceci dit, je ne relèverai qu'un seul point parmi tous ceux évoqués par le Pr. Grimaldi, celui sur les inégalités de santé. La plupart des autres trouvent des «pré-réponses» adéquates dans mes première et deuxième parties. Et la place manque pour reprendre toutes les allégations rapides ou erronées. Le Pr. Grimaldi oublie par exemple la responsabilité des médecins et de la phobie de la «pléthore médicale» dans l'instauration du funeste *numerus clausus* dans les années 1970. Et il se trompe quand il écrit: «le gouvernement ne cherche pas à faire baisser les dépenses de santé en général, mais seulement [...] les dépenses publiques de santé». Si tel était le but, ce serait un cuisant échec : en 2009, la Sécurité sociale a accru son financement de plus de 4 milliards d'euros, contre 800 millions pour les assureurs complémentaires et 300 millions pour les ménages. Pour fixer les idées, les crédits de l'Éducation nationale, premier poste de dépense de l'État, ont augmenté d'environ 900 millions en 2010, et les dépenses de défense, deuxième poste de dépense de l'État, de 0 euro!

André Grimaldi ressort opportunément un article publié dans *Le Monde* en 2007 avec Guy Vallancien, intitulé «Vivent les franchises!», pour m'accuser de tout ce qu'on peut imaginer en matière d'inégalités d'accès aux soins, et même pire! Nous avions été, c'est vrai, irrité par une rhétorique anti-franchise qui faisait semblant de croire que, pour la première fois en France, on faisait payer aux malades une partie de leurs soins. L'argument est d'ailleurs repris par André Grimaldi avec sa «triple peine» : 1) vous êtes malade; 2) vous payez; 3) vous payez également pour les autres patients, les franchises étant affectées à la maladie d'Alzheimer.

Mais en France, les patients ont toujours payé une quote-part de leurs soins. Et cette quote-part a toujours aidé à la prise en charge d'autres malades et d'autres maladies. Que le patient participe à sa dépense sous la forme proportionnelle du ticket modérateur (35% du prix d'un médicament) ou sous la forme forfaitaire de la «franchise» (50 centimes par boite, limité à 50 euros par an avec des millions de personnes exonérées), cela ne change pas grand-chose. Ou plutôt si. La «franchise», qui n'est en réalité qu'un ticket modérateur forfaitaire, est finalement plus juste car elle n'est pas indexée sur le coût du soin! Que celui-ci coûte 10 euros ou 1000 euros, la participation est la même et le patient nécessitant des soins coûteux est moins pénalisé que par le ticket modérateur.

Si l'on est opposé aux «franchises» pour les raisons exposées par André Grimaldi, il faut également l'être à toute autre forme de participation financière des patients, car rien ne les distingue au fond. Mais il faut alors expliquer où l'on trouvera les quelques 40 milliards d'euros par an qui seraient nécessaires pour que l'accès à 100% des soins soit gratuit pour 100% de la population… J'ajouterai que la formule du «bouclier sanitaire», que j'ai évoqué dans ma première partie et sur lequel je ne reviens pas, montre qu'il existe aussi de bons usages potentiels des franchises (les vraies).

Pour en revenir aux inégalités, il est exact qu'il demeure en France aujourd'hui de fortes inégalités sociale de santé. À 35 ans, les cadres supérieurs français masculins possèdent 7 ans d'espérance de vie de plus qu'un ouvrier. La même différence est de 3 ans pour les femmes. C'est une loi générale que l'on trouve dans tous les pays : l'état de santé des individus s'améliore avec leur statut social, quelque soit l'indicateur que l'on prend pour mesurer l'un et l'autre. Il est exact aussi que ces inégalités tardent à se réduire; il est exact enfin que la France n'est pas la mieux placée en Europe, sa situation variant toutefois selon l'indicateur retenu.

Mais cette situation ne date pas de ces deux dernières années. La problématique des inégalités de santé a une histoire. Elle a longtemps été traitée, de manière juridique et institutionnelle, sous l'angle des «droits» ouverts aux personnes (à la Sécurité sociale, à la CMU, aux ALD, à l'aide médicale d'État, etc.). La surprise, d'abord en Angleterre puis dans le monde, est venue avec la publication en 1980 du fameux rapport de Sir Douglas Black qui a montré la rémanence, voire l'aggravation, d'inégalités sociales de santé parmi des individus disposant des mêmes droits. Et en Angleterre ces droits étaient, grâce au NHS, parmi les plus étendus d'Europe. En santé comme ailleurs, l'égalité en droit ne signifie pas l'égalité en fait.

Il a fallu admettre cette vérité dérangeante qu'il ne suffit pas de voter un dispositif de couverture de risque pour que ce dernier fonctionne correctement. Il a fallu admettre qu'il existe des inégalités d'accès à des biens gratuits, en dépit de l'identité des besoins. Il a fallu admettre que la suppression – ou en France la réduction – de la barrière économique constituait une condition, sans doute nécessaire mais pas suffisante, de l'égalité sociale devant la santé.

Ce thème a engendré une littérature considérable dont il résulte que le phénomène des inégalités de santé est éminemment complexe. Le sens même des causalités est variable. Le risque de devenir chômeur dans les 4 années à venir est deux fois plus élevé chez les personnes se déclarant en mauvaise santé. Tous les facteurs personnels, sociaux, institutionnels ont été explorés. Certains risques (comme le tabac ou l'alcool) ont des effets différents selon les groupes sociaux. Des facteurs collectifs, comme l'intensité ou la qualité des liens sociaux, l'isolement, les conditions de travail, jouent un rôle important. Le facteur familial est, semble-t-il, décisif, indépendamment de la génétique, pour des raisons d'éducation, de comportement, d'imitation. La consommation de soins joue un rôle évident, avec une corrélation entre inégalités de consommations de soins et inégalités d'états de santé. De même que, pour le fameux « reste à charge », et la CMU et les ALD ont précisément été instaurées afin de le diminuer chez les patients gravement malades et les assurés les plus défavorisés. Et les systèmes « beveridgiens », vers lesquels nous tendons, sont en général plus égalitaires que les systèmes «bismarkiens» de type 45.

Reste une question simple. Avons-nous les moyens d'offrir à 100 % de la population une couverture publique intégralement gratuite ou, plutôt, une socialisation publique intégrale de la dépense ? Cela coûterait, je l'ai dit, environ 40 milliards par an. Soit l'équivalent d'environ 7 points de TVA ! Une telle majoration aurait un effet désastreux sur le pouvoir d'achat des ménages, l'activité économique, l'inflation, l'emploi. On gagnerait certes un peu en équité dans l'accès aux soins (sans régler le problème) mais cela serait annulé et empiré par un choc social majeur… Ce qui n'empêche pas certains de réclamer la gratuité générale des soins…

Si on regarde les choses en face, nous n'avons d'autres solutions en France que d'ajuster à la marge les parts respectives du financement tripartite que nous avons hérité de l'histoire (Sécurité sociale, assureurs complémentaires et patients). Et il est vrai que nous avons ces dernières années légèrement augmenté la participation de patients – hors ALD – et surtout celle des complémentaires-santé. Pourquoi ? André Grimaldi a la réponse : parce que le gouvernement libéral rêve de privatiser la Sécu ! La réalité est plus prosaïque. Parce qu'en dépit de la crise, le gouvernement a décidé de ne pas trop infléchir la croissance des dépenses de santé, qui reste autour de 3 à 4 %, sans augmenter les prélèvements obligatoires, qui sont déjà parmi les plus élevés d'Europe et dont la hausse risquerait de briser les espoirs de reprise économique, ni accroitre un déficit qui reste abyssal. Il faut résoudre en permanence une équation à trois inconnues (recettes, dépenses, déficit) qui se déterminent réciproquement : si on proteste contre la maitrise des dépenses qui menace la qualité des soins, alors il faut admettre une hausse des prélèvements qui, soit pénalise l'économie, soit menace l'équité ; et si on craint de léguer aux générations future une dette excessive, il faut admettre la réduction des dépenses et/ou la hausse des prélèvements. On peut certes discuter la décision de différer une hausse des prélèvements obligatoires, que je crois pour ma part à terme inévitable. On n'évitera pas à mon sens une hausse d'un point ou d'un demi-point de la CSG. Mais je peux également comprendre que le gouvernement hésite à casser une hypothétique reprise en alourdissant les charges des entreprises et en rognant le pouvoir d'achat des ménages… L'art de protester est plus aisé que celui de gouverner.

Maintenant, il est vrai que le problème des inégalités se pose et continuera de se poser sans qu'il existe de solutions simples. Je crois néanmoins qu'il faudra, à un moment ou à un autre, repenser les contours de la solidarité et redéfinir cette dernière pour mieux prendre en charge des attitudes, des attentes et des besoins nouveaux. Je crois que la dépense de santé va continuer à croitre de même que d'autres exigences collectives concurrentes en matière d'éducation, de recherche, d'environnement, de sécurité, de soutien à l'activité économique. Je crois que la dépense publique ne pourra pas suivre éternellement cette pression constante et qu'il faudra introduire une certaine dose de « discrimination positive » en ciblant mieux les catégories les plus défavorisées sur le plan social et sanitaire. Je crois que l'État-Providence de demain sera fondé sur une redéfinition des domaines respectifs de l'intervention publique et de la responsabilité individuelle. Je crois que nous changeons d'époque.

# Les points sur les « I »

## André Grimaldi

Claude Le Pen (CLP) résume ma position en ces termes : « Le système de santé souffre de trois crises graves… mais elles relèvent toutes en réalité et à des degrés divers d'une seule et même cause : les appétits financiers des acteurs privés de la santé, médecins libéraux (la plupart), cliniques commerciales, industrie pharmaceutique, assureurs complémentaires, dont la démarche est cautionnée et encouragée par le gouvernement d'inspiration néolibérale qui rêve d'introduire le marché dans la santé ». Me voilà donc obligé de répéter que ces trois crises ont des origines différentes et appellent des réponses spécifiques. La crise démographique est due à un *numerus clausus* trop sévère, trop longtemps prolongé. Cela n'a rien à voir avec le « néolibéralisme », pas plus que les changements structurels nécessitant l'adaptation du système de santé. Seule la crise de financement s'inscrit dans le cadre du débat plus général sur la place des services publics et des biens communs dans l'économie.

## Libéralisme et « néolibéralisme »

J'appliquerais « le terme générique de néolibéral à toute une série hétérogène d'acteurs, médecins, administrateurs, syndicalistes, politiques, industriels ». Même un simple médecin hospitalier comme moi comprend la différence entre le libéralisme médical et le « néolibéralisme ». Notre système de santé est né en 1945, d'un compromis entre le vieux libéralisme médical et la volonté du Conseil national de la résistance d'instaurer une égalité d'accès aux soins grâce à un financement solidaire et au développement des hôpitaux publics. À côté de ces deux courants, s'est développé un troisième partenaire représentant les intérêts de l'industrie pharmaceutique, des chaînes de cliniques privées, et du secteur de l'assurance. Ce complexe industriel et financier de la santé n'a pas grand-chose à voir avec la médecine libérale. Il cherche à récupérer tout ce qu'il estime financièrement rentable. Les médecins se trouvent ainsi pris en étau entre d'une part l'industrie pharmaceutique, qui dépense plus de 3 milliards d'euros par an pour les pousser à prescrire plus, le *business* des cliniques commerciales qui cherche à augmenter l'activité, et d'autre part les assureurs qui souhaitent limiter les prescriptions en les contrôlant. À partir des années 1980, sous l'impulsion de M. Thatcher et R. Reagan se développe la politique « néolibérale ». Si le qualificatif agace, on peut le remplacer par l'oxymore « étatisme libéral ». Le credo de cet « étatisme libéral » est « moins d'État gestionnaire, moins d'impôts, plus de privatisation, moins de règles de protection, plus de concurrence libre et non faussée », avec à la clé un nouveau management basé sur la remise en cause du droit du travail accusé de « rigidité ». En matière de santé, cette politique s'est inscrite dans l'accord général sur les commerces et les services (l'AGCS), sous l'égide de l'OMC, visant à privatiser progressivement les services et à les ouvrir à la concurrence internationale parmi les pays membres. Tous les services sont concernés, à l'exception de ceux qui ne sont fournis « ni sur une base commerciale, ni en concurrence avec un ou plusieurs fournisseurs de services ». On voit l'ambiguïté de la définition. La place des services publics sociaux est laissée au choix de chaque membre. Ceux qui tiennent tant à expliquer que l'hôpital est une entreprise, et qui souhaitent mettre en concurrence l'hôpital public avec les cliniques commerciales, sont sûrement prêts à faire entrer à terme dans l'AGCS les services de santé.

## Les réformes néolibérales

Quoiqu'il en soit, c'est bien cette orientation de libéralisation qui a inspiré les principales réformes des systèmes de santé réalisés dans le monde depuis 10 ans. Cela a été notamment le cas en Allemagne avec une augmentation significative de la part restant à la charge des patients, la réduction globale des prestations, la mise en concurrence des différentes caisses, la possibilité pour les personnes ayant un salaire élevé de recourir à une assurance privée. L'application de la T2A comme tarif unique permettant la concurrence entre les établissements a eu pour conséquence l'augmentation de la part du secteur privé commercial passant de 15 à 30 % au détriment des hôpitaux publics.

Qu'en est-il pour la France ? Les propos rassurants de CLP sur la perte de vitesse de l'hospitalisation privée, sont contredits par le rapport Larcher qui insiste au contraire sur le fait que les cliniques privées assurent désormais « près des 2/3 de l'activité de chirurgie, la moitié des séances de radiothérapie et 1/3 des séances de chimiothérapie, 1/3 des journées en soins de suites et de réadaptation ». Le rapport Larcher s'est même inquiété que, dans certaines régions, les cliniques commerciales puissent avoir un monopole, sachant que

« l'horizon temporel des investisseurs pourrait être de relativement court terme » (autrement dit : la recherche du profit à court terme). « L'importance de l'hospitalisation privée dans l'offre de soins implique une consolidation du secteur, ce qui implique la recherche de financements longs » par « l'engagement des grandes institutions financières telles que la Caisse des dépôts... »

Le tarif unique réclamé à cor et à cri par l'hospitalisation privée, devrait aboutir en France aux mêmes résultats qu'en Allemagne. Jean-François Copé propose de suivre l'exemple allemand et se prononce pour la « fin du monopole de la Sécurité sociale ».

De toute évidence, la libéralisation du secteur de la santé se fera par étapes :

- d'abord la mise en concurrence / complémentarité des assurances publiques et privées, étant entendu que les patients non solvables, les plus pauvres et les plus graves, relèveront toujours de l'assurance publique ;
- puis la transformation des assureurs en « entrepreneurs de soins » ayant leurs propres réseaux de soins, avec un conventionnement sélectif des professionnels ;
- enfin, l'ouverture à la concurrence au moins au sein de l'Europe.

## L'ère des gestionnaires

CLP explique que notre débat n'oppose pas un partisan « de plus de régulation publique » à un partisan « de plus de régulation par le marché », mais un anti-gestionnaire primaire à un gestionnaire voulant mettre de l'ordre en soumettant les professionnels au contrôle des financeurs. Examinons donc cette rationalité gestionnaire.

CLP nous fait le coup de la souplesse d'adaptation de la T2A, qui a permis en 5 ans d'élaborer pas moins de 11 versions d'échelle des tarifs. Cette prouesse a un revers. Il semble qu'il soit assez difficile pour un manager « normal », de gérer un budget dont les tarifs changent en permanence et ne sont connus qu'au mois d'avril. Ainsi, cette année, le budget 2010 de l'Assistance publique a été arrêté par le directeur en septembre ! Loin de s'émerveiller de la virtuosité artistique des « tarificateurs », la Cour des comptes a dénoncé cette instabilité tarifaire et ses conséquences néfastes pour une bonne gestion.

Étonnement, CLP semble résigné à la variabilité des pratiques médicales, allant par exemple de 1 à 4 pour la pose de *pacemakers*, de 1 à 3 pour les césariennes… « Ce phénomène est universel » nous dit-il. Je ne trouve pas cette variabilité « scandaleuse » mais je trouve normal de chercher à la réduire grâce à des évaluations comparatives aujourd'hui facilement réalisables par la Sécurité sociale. Il ne s'agit pas d'imposer des normes et d'envisager des sanctions. Il s'agit d'analyser avec les professionnels les causes de cette disparité, et d'envisager avec eux sa réduction.

Le plus surprenant, pour un défenseur de la gestion rationnelle, est sa position sur les prescriptions de médicaments nouveaux coûteux ayant une « amélioration du service médical rendu » nulle ou faible. « Je fais confiance au diabétologue en ce qui concerne l'insuline », concède-t-il, mais sa conclusion est déroutante : « Qu'est ce qui empêche les diabétologues de prescrire des anciennes insulines efficaces et peu onéreuses ? Rien, elles sont toutes sur le marché ». CLP sait bien que la régulation par les seuls professionnels est insuffisante et qu'il est nécessaire de recourir en plus soit à la régulation publique, soit à la régulation par le marché, soit aux deux. Or voilà notre « étatiste » qui renonce à toute régulation, s'en remettant seulement à la sagesse des professionnels ! Le médecin conseil national de la Sécurité sociale m'avait fait remarquer que si on prescrivait l'Oméprazole à la place de l'Inexium, médicaments équivalents, cela rapporterait 100 millions d'euros à la Sécurité sociale. Si on prescrivait des anti-hypertenseurs de la classe des IEC à la place de celle équivalente des ARA2, cela rapporterait entre 200 et 400 millions d'euros. Et on peut allonger la liste. Expliquer que les médecins sont libres de prescrire les médicaments les moins coûteux, alors qu'ils sont soumis à la pression de 23000 visiteurs médicaux, me semble un peu court.

## Quelles propositions ?

Au-delà des excès polémiques, CLP prend la peine de discuter les pistes de réflexion personnelles.

Il est d'accord pour élargir les ressources de la Sécurité sociale aux revenus du capital. Reste évidemment à fixer le niveau de taxation.

Contrairement à moi, il se prononce pour une enveloppe unique rassemblant hôpital public et cliniques commerciales, « car cela, dit-il, évite le cloisonnement et favorise la coopération ». À la vérité, la répartition du gâteau commun par la T2A, ne favorise pas du tout la coopération mais provoque la concurrence.

CLP pense comme moi qu'il faut en finir avec le jeu de « ping-pong » entre la Sécurité sociale et l'État source de dysfonctionnements. Pour autant, je comprends ceux qui sont réticents à confier les deniers de la Sécurité sociale à l'État, quand on sait que le manque à gagner pour la sécurité sociale en 2009 a été de 67 milliards en raison de l'existence des niches sociales décidée par l'État! D'où la proposition d'une cogestion.

CLP rappelle qu'il est depuis longtemps partisan d'un panier de soins remboursé à 100%. Pour quelqu'un qui était jusque-là partisan des franchises médicales, cela me paraît plutôt un progrès. Il souligne à juste titre la nécessité de définir le contenu dudit panier. À mon sens, il s'agit de rembourser tous les soins médicalement justifiés au meilleur coût, c'est-à-dire finalement d'étendre la prise en charge à 100 %. Cette extension pourrait être financée par la réduction des prescriptions injustifiées et par la taxation des industriels et des assureurs. Ce qui est utile doit être remboursé à 100 % sur la base du tarif le plus faible, tout ce qui est inutile ne doit pas être remboursé. La composition de ce panier de soins à 100 % nécessite un débat préalable avec les professionnels et avec les usagers de la santé, débat qui devrait déboucher sur des propositions concrètes et être tranché par la représentation nationale.

Comment améliorer la qualité de la santé ? Le manager pense qu'il faut créer des indices permettant de transformer la qualité en quantité, et de fixer des objectifs chiffrés avec un intéressement financier des professionnels. Il est une autre façon de faire qui évite que les médecins soignent l'indice au lieu de soigner le malade : l'évaluation comparative des prescriptions et des résultats grâce à l'informatique. Chaque fois que cette évaluation comparative a été faite, on a observé une amélioration des pratiques. Bien sûr, ce travail supplémentaire de recueil de données prend du temps et doit être rémunéré.

Les maisons de santé n'ont pas pour vocation de regrouper des cabinets médicaux mais de permettre à des médecins de travailler différemment avec les paramédicaux, de consacrer du temps à la discussion pluridisciplinaire de dossiers, à l'éducation thérapeutique, à des actions de prévention ou d'éducation pour la santé, ainsi qu'à l'évaluation des pratiques et à la formation professionnelle. Leur mode de rémunération serait variable, ne se résumant pas au paiement à l'acte (vacation, forfait, capitation, salariat). Dans tous les cas, devraient être exclus des dépassements d'honoraires. Bref, il s'agit de créer les conditions pour une autre pratique de la médecine de premier recours.

Quoiqu'il en soit, il me paraît souhaitable que coexistent dans notre système de santé plusieurs formes d'organisation. À côté de la médecine libérale traditionnelle, ces maisons de santé, à côté des hôpitaux publics, des hôpitaux privés à but non lucratif. En revanche, je ne vois pas bien la justification de l'existence de cliniques privées à but commercial dans un système de santé financé par la solidarité. Pourquoi la solidarité nationale devrait-elle verser des dividendes à des actionnaires passifs ? Je n'ai donc pas d'hostilité à l'égard des hôpitaux privés à but non lucratif. Je constate seulement qu'ils fonctionnent différemment des hôpitaux publics en ayant la possibilité de sélectionner les pathologies dont ils s'occupent.

Il est vrai que la T2A n'est pas en soi une horreur économique, c'est l'usage qu'on en fait en voulant la transformer en prix de marché administré, qui pose problème. Là encore CLP m'oblige à mettre les points sur les i. J'ai écrit « la T2A est inadaptée à tout ce qui est complexe, qualitatif, aléatoire, imprévisible tels que les soins palliatifs, la psychiatrie, les maladies chroniques, ainsi qu'aux urgences ». CLP s'exclame : « Cela tombe bien, la T2A ne concerne ni les urgences, ni les soins de suite et de réadaptation, ni la psychiatrie ». Elle concerne donc bien les soins palliatifs et les maladies chroniques. Il se trouve justement que le ministère entend appliquer la T2A à la psychiatrie et aux soins de suite. CLP affirme que la T2A n'est pas appliquée aux urgences. Il se trompe. Il confond les patients soignés dans le service des urgences de l'hôpital, qui ne relèvent pas de la T2A, et ceux admis en urgence dans les autres services.

CLP insiste sur le fait que, malgré la « T2A 100 % », une part significative des budgets hospitaliers relève d'enveloppes spécifiques hors T2A « le plus important de ces budgets de 7 milliards d'euros étant la fameuse enveloppe consacrée aux missions d'intérêt général (MIG) ». La vraie question est : comment a-t-on identifié les MIG et comment a-t-on calculé leur coût ? Quoiqu'il en soit, le rapport de M. Raoul Briet prévoyait que le financement des missions d'intérêt général (MIG) soit gelé en début d'année, et qu'il ne soit « dégelé » que progressivement en fonction du respect de l'ONDAM, l'enveloppe budgétaire votée par le Parlement. Autrement dit, le financement des MIG servirait de volant de régulation.

CLP brocarde ma proposition sur l'activité privée à l'hôpital public, mais il évite soigneusement de dire s'il est pour son maintien ou pour sa suppression. Personnellement, je suis partisan de sa suppression, comme cela était initialement prévu par Robert Debré en 1958, mais le pragmatisme veut qu'on prenne en compte les facteurs qui ont expliqué son maintien.

## Marché et financement privé

Finalement, CLP reconnaît que le marché n'est pas adapté à la santé, et de s'exclamer « Qui n'a jamais prétendu le contraire ? » Je répondrais volontiers : « Vous ! lorsque vous défendez les franchises médicales, le bouclier sanitaire, le transfert des coûts vers les mutuelles et les assurances privées, et quand vous parlez d'hôpital-entreprise ». CLP a beau nous expliquer que nous sommes dans l'erreur car « il ne faut pas confondre régulation marchande et financement privé » j'ai du mal à comprendre la subtile différence. J'ai écrit que « le marché conduit à privilégier des activités rentables », ce qui me paraissait une évidence. Le professeur rectifie: l'activité n'est rentable qu' « en fonction de la tarification qui lui est appliquée ». Exact ! Ainsi, quand on change d'une année sur l'autre les tarifs, on modifie la rentabilité des activités. Les cliniques privées ont la possibilité de fermer ou de réduire les activités non rentables et de développer les activités rentables. On admire leur « adaptabilité ». Tandis que les hôpitaux publics, devant répondre à l'ensemble des besoins de la population, ne peuvent pas changer rapidement, et on les accuse de rigidité. Remarquons que ce sont ces hôpitaux publics « rigides » qui ont fait face aux grandes catastrophes sanitaires telles que l'épidémie de sida et la canicule.

En conclusion, il est difficile de débattre quand les mots perdent leur sens : l'hôpital public est devenu un simple « établissement de santé », la Sécurité sociale n'est qu'une « assurance », et c'est au nom de l'équité qu'on accroît les inégalités. Il est aussi des étatistes qui aiment tellement l'État qu'ils souhaitent l'alléger en confiant ses missions de service public à des prestataires privés. Au-delà de ces jeux de mots, l'enjeu porte bien sur trois questions.

1) Faut-il à notre système de santé, plus de régulation publique ou plus de régulation par le marché ?

2) Faut-il continuer à augmenter le « reste à charge » pour les patients quitte à accroître encore les inégalités d'accès aux soins ?

3) Quelle part de la richesse nationale les citoyens veulent-ils consacrer à la santé ?

# Sommaire

## Première partie



## Deuxième partie

## Troisième partie

Déja parus dans la collection :

1- *OGM : quels risques ?*
Jacques Testart, Yves Chupeau

2- *Les Banques centrales doivent-elles être indépendantes ?*
Edwin Le Héron, Philippe Moutot

3- *La RFID : quelles menaces, quelles opportunités ?*
Michel Alberganti, Pierre Georget

4- *Faut-il croire les sondages ?*
Nicolas Hubé, Emmanuel Rivière

5- *Doit-on contrôler l'immigration ?*
Gérard-François Dumont, Hervé Le Bras

6- *Peut-on sauver la planète sans toucher à notre mode de vie ?*
Benjamin Dessus, Sylvain David

368.4
GRi

C.D.A.
Médiathèque
Michel Crépeau
LA ROCHELLE

Achevé d'imprimer sur les presses de Sa de Litografia (Espagne)
pour le compte des Éditions Prométhée en octobre 2010

Dépôt légal : octobre 2010